suhrkamp taschenbuch 4514

Unser Gesundheitswesen entwickelt sich mehr und mehr zu einer Gesundheitsindustrie, bei der die Erwirtschaftung von Erlösen der zentrale Antrieb ist. Die Krankenversorgung erfolgt nach dem Vorbild industrieller Produktion und verliert dabei zunehmend den kranken Menschen aus dem Blick. Patienten werden wie eine Nummer schnell durchgeschleust, man hält sich an das Formalistische, aber eine wirklich patientengerechte Versorgung wird immer häufiger erschwert, im stationären wie im ambulanten Bereich. Das ökonomische Denken ist so vorherrschend, dass sich dadurch auch die inneren Einstellungen der Heilberufe sukzessive verändern. Wie konnte es dazu kommen, und was steckt dahinter?

Giovanni Maio ist Inhaber des Lehrstuhls für Medizinethik an der Albert-Ludwigs-Universität Freiburg und zugleich Direktor eines eigenen Institutes. Als ausgebildeter Philosoph und Arzt mit langjähriger klinischer Erfahrung ist er ein gefragtes Mitglied zahlreicher Ethikkommissionen, in denen er sowohl die Bundesregierung als auch die Bundesärztekammer und die Deutsche Bischofskonferenz beraten hat und weiterhin berät.

Giovanni Maio
# **Geschäftsmodell Gesundheit**

Wie der Markt
die Heilkunst abschafft

Suhrkamp

medizinHuman
Herausgegeben von Dr. Bernd Hontschik
Band 15

Erste Auflage 2014
suhrkamp taschenbuch 4514
Originalausgabe
© Suhrkamp Verlag Berlin 2014
Suhrkamp Taschenbuch Verlag
Umschlaggestaltung: Göllner, Michels, Zegarzewski
Druck und Bindung: Druckhaus Nomos, Sinzheim
Printed in Germany
ISBN 978-3-518-46514-1

# Inhalt

## Vorbemerkung des Herausgebers

Gelegentlich schleichen sich neue Worte in die gesellschaftlichen Diskurse, deren Sinn man erst erfasst, wenn es bereits zu spät ist. Es geschieht gleichzeitig vor unseren Augen und hinter unserem Rücken. Eines dieser neuen Worte heißt: »Gesundheitswirtschaft«. Sprach man vor noch gar nicht allzu langer Zeit von dem »Gesundheitswesen«, ist nun von der »Gesundheitsindustrie« die Rede. Doch was ist das eigentlich? Was wird in dieser Wirtschaft hergestellt? Und wie heißen die Hersteller, was sind die Waren, wer sind die Käufer?

Neue Worte stehen für neue Konzepte: Ein Gesundheitswesen ist Teil des Sozialsystems unserer Gesellschaft. Ein Teil unseres Reichtums wird in das Gesundheitswesen investiert, zum Wohle aller. Eine Gesundheitsindustrie hingegen ist Teil des Wirtschaftssystems. Kapitaleigner investieren in diese Gesundheitsindustrie, und sie erwarten Rendite, zum Wohle weniger. Beides gleichzeitig kann man nicht haben, denn die Ziele dieser beiden Systeme widersprechen sich fundamental.

Das Wort »Gesundheitsindustrie« ist also ein Oxymoron, ein Widerspruch in sich. Es gibt das Gesundheitswesen, und es gibt Industrien, die die dafür notwendigen Waren zur Verfügung stellen. Wenn das industrielle Produktionskonzept aber Besitz ergreift von der eigentlichen medizinischen Tätigkeit, wenn der Erfolg ärztlicher und pflegerischer Tätigkeit am Bilanzgewinn gemessen wird, dann hat die Gesundheitsindustrie gewonnen, das Gesundheitswesen tritt ab. Das Gesundheitswesen entwickelt sich zur Gesundheitswirtschaft, und in keinem Wirtschaftszweig sind derzeit höhere Renditen zu erwarten. Ärztinnen, Ärzte und Pflegekräfte werden zu Leistungsanbietern, Krankenhäuser treten in Konkurrenz zueinander, Patientinnen und Patienten werden zu Kundinnen und Kunden, und Dienstleistungen werden – wie Waren – nur noch da angeboten, wo sie Gewinn versprechen, aber nicht für die Ärztinnen, die Ärzte, die Pflegekräfte oder die Patientinnen und Patienten, sondern für die Investoren. Wenn es darauf ankommt, wird eine Industrie immer die Priorität der Rendite durchsetzen, während ein Sozialsystem nur die Priorität der Bedürfnisse der ihm anvertrauten Menschen kennt. Dieses Buch handelt von der gegenwärtigen Humanmedizin in unserem Land, die sich zwischen diesen beiden Polen zu behaupten sucht.

Es geht hier nicht darum, wie dieser Destruktionsprozess, dieser Diebstahl am Gemeineigentum aufgehalten werden kann. Aber wer es gelesen hat, wird keinen Zweifel mehr daran haben, dass er aufgehalten werden muss – ein Ziel, das dieses Buch mit allen bisherigen 14 Bänden der Reihe *medizinHuman* gemeinsam hat.

Frankfurt am Main, im Dezember 2013     *Bernd Hontschik*

»In dem Augenblick, in dem Fürsorge dem Profit dient, hat sie die wahre Fürsorge verloren.«

*Bernard Lown*

# I. Einleitung

Vor kurzem bin ich zufällig auf folgende Stellenanzeige gestoßen: »Möchten Sie Ihre Kompetenzen einbringen, um das Wachstum eines innovativen Unternehmens auszubauen? Zur Fortsetzung der erfolgreichen Wachstumsstrategien suchen wir Sie als engagierten Teamplayer mit Führungsqualitäten.« Bei dieser Anzeige, so sollte sich herausstellen, handelte es sich um die Annoncierung einer Chefarztstelle. Der gleiche Text hätte auch für einen Betriebswirt, also für einen Geschäftsmann, verwendet werden können. Kein Wort über den Patienten war dort zu lesen, kein Wort davon, dass es in der Medizin um Hilfe geht und nicht um Expansion. Diese Annonce ist symptomatisch für unsere Zeit und für die gegenwärtigen Veränderungen der modernen Medizin. So wird heute innerhalb der Medizin immer weniger vom Helfenwollen, vom Dienst am Menschen gesprochen als vielmehr von Dienstleistungen, von Kunden, von Benchmarking, Wettbewerbsfähigkeit, ja, auch von Marketing. Die Begriffe ändern sich, und mit ihnen verändert sich auch die Identität der Medizin: von einem sozial-karitativen zu einem ökonomisch-kalkulierenden Selbstverständnis, von der Zuwendung zur Dienstleistung, vom Mitfühlen zur Kundenfreundlichkeit.

In den gegenwärtigen Debatten richtet sich der Argwohn der Öffentlichkeit gegen Oberflächenphänomene wie die Boni der Chefärzte, aber mit der Fokussierung auf möglicherweise rein ökonomisch motivierte Operationen wird häufig ausgeblendet, dass sich die gesamte Medizin in einem Transformationsprozess befindet. Es ist nicht der Bonus allein, der als Sinnbild des Überschwappens einer ökonomischen Rationalität auf die Medizin eine problematische Ausformung haben kann, sondern es ist das Denken, das den Bonus überhaupt

13

erst als Selbstverständlichkeit aufkommen lässt, das Denken, das auch andere Formen ökonomischer Logiken immer weiter salonfähig macht.

Absicht dieses Buches ist, einen Überblick über die Auswirkungen dieser ökonomischen Rationalität mit besonderem Bezug auf die inneren Veränderungen der modernen Medizin zu gewinnen. Hierbei sei gleich Folgendes vorweggenommen: Ein Zurück-in-die-Vergangenheit kann nicht die Lösung für heutige Probleme sein. Aber eine Grundreflexion auf das Eigentliche kann sehr heilsam sein und am Ende vielleicht die Medizin und das gesamte Gesundheitssystem selbst dazu anhalten, nach neuen Wegen zu suchen, um die ökonomische Überformung zu durchbrechen und der Medizin das zurückzugeben, was von Seiten des Patienten von ihr erwartet wird: nämlich vor allen Dingen die Ermöglichung der Sorge um den kranken, hilfsbedürftigen Menschen, für die der vielerorts praktizierte »Kundendienst« ein schlechter Ersatz ist.

Ich möchte in diesem Buch die Auswirkungen einer Bemächtigung der Medizin durch die Ökonomie näher beleuchten, Schritt für Schritt, um aufzuzeigen, wie sehr sich die Identität der Medizin dabei von innen her verändert. Dabei wird sich erweisen, dass diese inneren Veränderungen so subtil sind und sich so allmählich einschleichen, dass man es kaum merkt. Im ersten Teil dieses Buches werde ich zunächst die Unzulänglichkeiten der unreflektierten Übertragung ökonomischen Denkens auf die Medizin darlegen, angefangen mit einer Schilderung der Veränderungen der stationären Medizin, wie sie sich durch die Einführung der DRGs, der Fallpauschalen, eingestellt haben, um dann unter der Berücksichtigung der ambulanten Medizin den Blick etwas zu weiten und sichtbar zu machen, wie sich mit den Veränderungen im Alltagsablauf vor allem die Wahrnehmungen und Grundeinstellungen der Heilberufe gewandelt haben. Zweck dieses Buches ist nicht die Aufzählung pragmatischer Handlungsvorschläge, auch wenn sich aus meinen Überlegungen einige ableiten lassen. Es verschreibt sich vielmehr der grundlegenden Reflexion und mündet in eine Erarbeitung der ethischen Grundlagen ärztlichen Handelns und in die Formulierung von Kernmaximen für eine Medizin der Zukunft.

## II. Die Medizin auf dem Weg zu Fallpauschalen und Budgetierung

### Eine Hinführung

Die noch genauer zu beschreibenden Veränderungen in der modernen Medizin sind Resultat einer seit den neunziger Jahren sich vollziehenden und politisch gesteuerten Umstrukturierung des Gesundheitswesens, angefangen mit dem Gesundheitsstrukturgesetz vom 1.1.1993. Zentraler Inhalt dieses Gesetzes war die Deckelung der Steigerungsraten der Krankenhausbudgets, das heißt, man wollte im Hinblick auf Defizite bei den gesetzlichen Krankenkassen politisch eine Begrenzung der Ausgaben erreichen, indem verordnet wurde, dass die Krankenhausbudgets nur in sehr begrenztem Maße steigen durften; statt der Steigerung von bislang 9,8 % sollte für 1993 eine Steigerung um nur 3 % zulässig sein; in den Folgejahren wurde diese zulässige Steigerungsrate weiter gesenkt.

Die zweite große Säule des Gesundheitsstrukturgesetzes war die Umstellung des Entgeltsystems. Hatte bis dahin jedes Krankenhaus eigene Pflegesätze, die sich aus den tatsächlichen Selbstkosten errechnen ließen, sollten nunmehr für alle Krankenhäuser einheitliche Pflegekosten festgelegt werden; dies war ein erster Schritt auf dem Weg zu einem Fallpauschalensystem. Durch diese politische Weichenstellung sind die faktischen Kosten des Krankenhauses von den Entgelten abgekoppelt worden, so dass fortan die Krankenhäuser sowohl Überschüsse als auch Verluste »erwirtschaften« können. Fortsetzung dieser Politik und ein Paradigmenwechsel war 2003 die endgültige Einführung der sogenannten DRGs, der Fallpauschalen für die gesamte Medizin, mit nur vorläufiger Ausnahme der Psychiatrie. Die Finanzierung der Krankenhäuser erfolgt seitdem nicht mehr wie früher durch eine retrospektive Finanzierung, also dadurch, dass erst nach der Behandlung die Kosten festgestellt und ersetzt werden, sondern stattdessen nunmehr durch eine prospektive Finanzierung, also schon bevor die Behandlung des Patienten begonnen hat. Mit der Fallpauschale ist im Vorhinein klar, wie viel das Krankenhaus für den Patienten erhält, und es obliegt dem Krankenhaus, die Behandlung so zu gestalten, dass es mit dem Geld auskommt. Auf diese Weise sind die Krankenhäuser einer betriebswirtschaftlichen Effizienz- und Wettbewerbslogik unterworfen.

Diese Umstellung auf ein prospektives Finanzierungssystem war sicher die bislang weitestreichende und einschneidendste Umstrukturierung des Gesundheitswesens nach 1945. Wenn es nun vom Krankenhaus selbst abhängt, ob es am Ende Überschüsse oder Verluste macht, so ist es eine logische Konsequenz, dass seitdem alle Häuser ihre Abläufe rationalisieren und ihre Entscheidungen nicht mehr allein nach dem medizinischen Bedarf ausrichten, sondern ebenso nach betriebswirtschaftlichen Gesichtspunkten. Dies umso mehr, als die Weiterexistenz des eigenen Hauses letzten Endes davon abhängen wird. Wenn man entsprechenden betriebswirtschaftlichen Analysen glauben möchte, so führt die Einführung der DRG-Vergütung mittelfristig dazu, dass mindestens zehn Prozent der Krankenhäuser geschlossen werden müssen. Schon im Zeitraum zwischen 1991 und 2005 ist die Anzahl der Krankenhäuser von 2411 auf 2139 zurückgegangen (Manzeschke 2007, S. 70).

Die Abkehr vom retrospektiven Kostenerstattungsprinzip auf die prospektive Fallpauschalenvergütung führte zu einer allgemeinen Verunsicherung aller Beschäftigten und – angesichts der Bedrohung des eigenen Arbeitsplatzes – sukzessive zur Verinnerlichung einer rein ökonomischen Denkweise. Mit dieser Umstellung hat sich etwas Grundlegendes vollzogen: Trugen bislang die Krankenkasse, die Politik, die öffentliche Hand das Finanzierungsrisiko eines Hauses, so ist dieses

Risiko nunmehr ganz auf das Krankenhaus abgewälzt worden, und dessen jeweilige Leitung gibt die Verantwortung an die Heilberufe weiter. De facto werden die Krankenhäuser mehr oder weniger ihrem ökonomischen Schicksal überlassen, und sie alle müssen um ihre Zukunft bangen, wenn sie keine schwarzen Zahlen schreiben. Da ihre ganze Existenz allein von ihrer Wirtschaftlichkeit abhängt, wird das Diktat der Einsparung, der schnellen Durchschleusung von Patienten, das Diktat der Beschränkung auf das Formale immer mehr zum leitenden Paradigma.

Bevor wir auf diese Veränderungen näher zu sprechen kommen, zunächst ein paar Zahlen, die verdeutlichen, in welche Richtung die Entwicklung geht: Zwischen 1991 und 2005 hat sich die durchschnittliche Verweildauer stationär behandelter Patienten von 14,1 auf 8,6 Tage reduziert (Manzeschke 2007, S. 70); gleichzeitig ist die Anzahl der Krankenhausbehandlungen gestiegen. Bezeichnenderweise haben diese Veränderungen (mehr Patienten – frühere Entlassungen) nicht zu einem Rückgang der Kosten geführt; so sind die Ausgaben für die Krankenhäuser im Zeitraum von 1990 bis 2000 noch weiter gestiegen, von 46,5 Mrd. € auf 61,1 Mrd. € (Büssing u. Glaser 2003, S. 17). Strukturell kann man eine Abnahme des Anteils öffentlicher Krankenhäuser konstatieren; zwischen 1996 und 2008 ist dieser von 40,7 % auf 31,9 % aller Krankenhäuser geschrumpft. Im selben Zeitraum stieg der Anteil privater Krankenhäuser von 18,3 % auf 30,6 % (Bär 2011, S. 111). Durch die neuen Rahmenbedingungen werden viele öffentliche Häuser von privaten Trägern übernommen und auf diese Weise privatisiert.

## 1. Zur Notwendigkeit ökonomischen Denkens in der Medizin

Diese Zahlen zeigen, welches Ausmaß der gegenwärtige Trend zur Verbetriebswirtschaftlichung der Medizin angenommen hat. Diese Entwicklung birgt große Gefahren, weil durch eine zu starke Gewichtung ökonomischen Denkens die Medizin selbst als soziale Praxis sukzessive ausgehöhlt wird und am Ende gar nicht mehr als soziale Einheit erkennbar sein könnte. Der Verlust des Sozialen als Resultat einer ökonomischen Überformung der Medizin ist also die Grundthematik dieses Buches. Zuvor jedoch ist es notwendig, eine Differenzierung des Begriffs der Ökonomisierung vorzunehmen, denn hier soll nicht behauptet werden, dass die Medizin kein betriebswirtschaftliches Denken bräuchte. Im Gegenteil: Eine gute Medizin ist vielmehr grundlegend auf ökonomisches Denken angewiesen, weil sie die Verpflichtung hat, ihre Gelder, die sie aus Steuerabgaben bezieht, in vernünftiger Weise auszugeben und nicht zu verschwenden.

Auf einen sorgsamen Einsatz dieser Gelder hat jeder Arbeitnehmer und Arbeitgeber einen Anspruch. Wenn wir über die Grenzen der Ökonomisierung sprechen, so darf dies nicht als Verweigerung verstanden werden, Realitäten und Notwendigkeiten anzuerkennen. Schließlich sind Menschlichkeit und Effizienz keineswegs Gegensätze, denn um Menschlichkeit zu realisieren, ist man auf wirksame wirtschaftliche Strukturen angewiesen. Humanität *oder* Ökonomie – das wäre ein unzutreffender Antagonismus, weil Ökonomie und Medizin nicht per se Antipoden sind. Es sind vielmehr zwei verschiedene Logiken, die jede für sich ihre Berechtigung haben. Die Ökonomie schafft die Ermöglichungsbedingungen und damit die Voraussetzungen für eine effektive Medizin. Sie ermöglicht die Strukturen, durch die überhaupt erst ärztliche Hilfe realisiert werden kann. Die Medizin kann sich kein Missmanagement leisten und erst recht keine Verschwendung.

Aus diesem Grund ist das Ziel der Leitungsstrukturen, den Fortbestand eines Krankenhauses durch gutes Wirtschaften zu sichern, in hohem Maße anerkennenswert. Viele Krankenhäuser, die zunächst bangen mussten, gegebenenfalls verkauft oder gar aufgelöst zu werden, sind den neuen Geschäftsleitungen überaus dankbar, wenn diese das Haus aus den roten Zahlen führen. Der Sachverstand von deren Geschäftsführern ist für viele Häuser die letzte Rettung, und ohne diesen kann Medizin nicht realisiert werden.

Aber: Man muss sich darüber im Klaren sein, dass die Ökonomie einer ihr eigenen Logik folgt und dass diese mit der Logik der Medizin in Konflikt geraten kann. Gerade am Krankenbett erweist sich die Logik der Ökonomie als eine der Medizin fremde Logik, weil die Medizin eben keine Dienstleistung ist, sondern eine soziale Praxis, und weil die Medizin es in ihrem Kern nicht mit Kunden zu tun hat, sondern mit hilfsbedürftigen Menschen, die nichts kaufen wollen und die nicht unverbindliche Angebote einholen wollen, sondern die meist in einer Situation der Bedürftigkeit und Abhängigkeit nach einem Menschen suchen, der sie aus ihrer krankheitsbedingten Krise herausführt.

Das heißt, dass die Logik der Ökonomie vor allem hinsichtlich der Optimierung der Prozesse und beim Aufbau einer strukturellen Grundlage wichtig ist, durch die eine Arzt-Patient-Beziehung überhaupt erst ermöglicht werden kann. Je patientennäher aber der Bereich ist, auf den die Ökonomie Einfluss nimmt, desto eher könnte es zu einer Kollision zweier verschiedener Logiken kommen, zu einem Wettstreit zwischen beiden und in deren Folge zu Dilemmasituationen und Gewissensproblemen. Wenn am Ende gar das ökonomische Kalkül die Oberhand gewinnt und der Arzt von seinem medizinischen Fachwissen her das nicht in Anschlag bringen kann, was er als eine gute Krankenversorgung definieren würde, dann entstehen Schuldgefühle und tiefe Verunsicherung bei den Ärzten. Sebastian Klinke hat den Hintergrund dieser

Schuldgefühle und dieses psychischen Unbehagens der Ärzte wie folgt auf den Punkt gebracht: »Ein großer Teil der Krankenhausärzte arbeiten subjektiv in einer Realität, in der das, was sie moralisch für richtig erachten, nicht ihre Praxis ist.« (Klinke 2008, S. 18)

Je mehr sich also das ökonomische Denken auch dort breitmacht, wo naturgemäß ein anderes Denken gelten müsste, desto mehr entfremdet sich die Medizin von ihrem eigentlichen Ziel. Daher kann auch nicht von einer Gleichrangigkeit ökonomischer und medizinischer Logik gesprochen werden, da ja Ärzte nicht nur in bestimmten Situationen die gute Versorgung ihrer Patienten an oberste Stelle setzen sollten. Der Arzt hat dem Patienten gegenüber eine Loyalitätspflicht, die er nicht einfach aufgeben kann. Einen Ausgleich, ein Ausbalancieren von ökonomischem Vorteil und dem Wohl des Patienten, kann es schlicht nicht geben, weil Letzteres nicht verhandelbar ist. Die Ökonomie wird folglich dann zum Problem, wenn sie ihre Logik nicht nur auf die Ermöglichungsbedingungen von Medizin anwendet, sondern auf den Inhalt der Medizin selbst. Die Frage ist daher: Wie weit *ermöglicht* die Ökonomie ärztliches Handeln, und ab wann *bestimmt* die Ökonomie ärztliches Handeln?

## 2. Von der dienenden zur bestimmenden Ökonomie

Die Frage ist somit nicht, ob ökonomisches Denken in der Medizin einen Platz hat oder nicht, sondern welches Ausmaß dieses Denken hat und welcher Stellenwert ihm zukommt. Zu ihrer Beantwortung wäre eine differenzierte Strukturierung unterschiedlicher Ökonomisierungsgrade sinnvoll. Uwe Schimank und Ute Volkmann haben in überzeugender Weise fünf Grade der Ökonomisierung beschrieben (siehe *Tab. 1*).

## Das Stufenmodell der Ökonomisierung

| | |
|---|---|
| **Stufe 1** (autonomer Pol) | Überhaupt kein Kostenbewusstsein bei den Akteuren; Zahlungsfähigkeit ist problemlos gegeben; Akteure können völlig autonom handeln |
| **Stufe 2** | Verlustvermeidung als »Soll-Erwartung« an die Akteure; ansonsten handeln die Akteure autonom |
| **Stufe 3** | Verlustvermeidung als »Muss-Erwartung« an die Akteure; Autonomie der Akteure wird in Teilen beschnitten (z. B. in Form von Rationierung) |
| **Stufe 4** | Verlustvermeidung als »Muss-Erwartung« kombiniert mit Gewinnzielen als »Soll-Erwartung«; Akteure sollen ihr Handeln an die Marktgängigkeit anpassen |
| **Stufe 5** (weltlicher Pol) | Gewinnerzielung als einziges Ziel des Teilsystems |

*Tab. 1.* Fünf Grade der Ökonomisierung, nach Schimank/Volkmann 2008, modifiziert nach Slotala 2011, S. 72

Unter Ökonomisierung verstehen Schimank und Volkmann unter Rekurs auf Pierre Bourdieu das Eindringen einer kapitalistischen Wirtschaftslogik in Teilsysteme, die bis dahin eine eigene Logik hatten. Im System Medizin ist dementsprechend das Wirkmächtigwerden einer Logik gemeint, die aus einem anderen Teilsystem stammt. Am Anfang, also vor dem Eindringen der fremden Logik, sind die Akteure, hier die Ärzte, in ihrem Medizinsystem vollkommen frei; sie können gemäß ihres Systems autonom entscheiden; hier ist das Selbstverständnis des Arztes in seiner medizinischen Logik vorherrschend, so dass von einem »autonomen Pol« gesprochen werden kann. Am anderen Ende der Skala steht der sogenannte »weltliche Pol«, welcher die komplette Durchdringung der Medizin durch die ökonomische Logik anzeigt. Diese Durchdringung lässt der autonomen Entscheidung des Arztes als Vertreter einer medizinischen Logik keinen Raum mehr. »Weltlich« bedeutet hier, dass dem System die ärztliche

Logik vollkommen gleichgültig ist und die Frage, ob die Ärzte als Ärzte gut handeln, bei diesem Pol keine Rolle spielt. Der autonome (genuin ärztliche) und der weltliche (genuin ökonomische) Pol stehen in einem ständigen Spannungsverhältnis zueinander, und je nach Stufe überwiegt der eine (ärztliche) oder der andere (ökonomische) Pol. Dass aber diese beiden Pole eine Spannung erzeugen, macht diese Differenzierung deutlich.

Stufe 1 stellt einen Zustand dar, der vernünftigerweise nicht angestrebt werden kann. Wenn gar kein Kostenbewusstsein vorhanden ist, besteht die Gefahr der Verschwendung, was zu Engpässen in anderen Bereichen führt. Erstrebenswert ist vielmehr Stufe 2, auf der die Ärzte ärztlich entscheiden können, die Kosten dabei aber durchaus mit im Blick haben. Wenn der Kostendruck so groß ist, dass man sich ein Minus nicht leisten kann, dann ist Stufe 3 erreicht, die unweigerlich mit einer Beschneidung der rein medizinischen Logik einhergeht. Hier schöpft der Arzt dann in bestimmten Bereichen die Möglichkeiten der Behandlung nicht mehr voll aus.

An diesem Punkt beginnt eine Gratwanderung. Wenn die Art und Weise der Beschneidung transparent ist und nach einsichtigen und zumutbaren Kriterien erfolgt, ist eine solche Rationierung vertretbar, aber die Kriterien müssen demokratisch abgestützt sein, und das ist ein sehr schwieriges Unterfangen (siehe Kapitel VIII). Wenn aber die Rationierungen nur verdeckt und ohne demokratisch abgestützte Kriterien erfolgen, ist dies unter ethischen Gesichtspunkten äußerst problematisch, weil auf diese Weise eine gerechte Zuteilung der Ressourcen nicht gewährleistet ist. Im deutschen Gesundheitssystem haben wir mancherorten schon Stufe 4 erreicht, wonach der Kostendruck so hoch, das Ziel der Verlustvermeidung so beherrschend ist, dass von einer Autonomie der Akteure kaum mehr die Rede sein kann. Hier steht also die Steuerung der Ärzte nach Vorgaben der Unternehmensführung im Vordergrund. Von ihnen wird erwartet, dass sie ihr Handeln an der Marktgängigkeit ausrichten.

Im Folgenden soll an einigen Beispielen gezeigt werden, wie sich gerade der stationäre Sektor durch die beschriebene Umstellung auf das Fallpauschalensystem verändert. In einem zweiten Schritt sollen diese Veränderungen aus übergeordneter Sicht betrachtet werden, und zwar unter dem Aspekt, welche Auswirkungen diese neuen Rahmenbedingungen auf die medizinische Identität selbst und das Selbstverständnis der Ärzte im ambulanten wie stationären Sektor haben.

## III. Praktische Auswirkungen einer ökonomisierten Medizin

Wir leben in einer Zeit, in der die politischen Akteure nicht den Mut haben, die Verantwortung für Entscheidungen über das Weiterbestehen oder die Schließung einzelner Krankenhäuser zu übernehmen. Für sie ist es das Einfachste, die Frage nach der Notwendigkeit einzelner Krankenhäuser dem Markt zu überlassen. Auf diese Weise werden rein ökonomische Parameter ausschlaggebend, was für die Politiker insofern entlastend ist, als dass die Schließung eines Krankenhauses dann ja »selbst verschuldet« ist. Diese Form der politischen Zurückhaltung ist jedoch gefährlich. Denn die Güte eines Hauses darf nicht allein von wirtschaftlichen Parametern abgeleitet werden, sondern muss auch die medizinische Qualität der Behandlung und der Sorge miteinbeziehen. Heutzutage stellt die Medizin zwar rein formal alles Notwendige – alle Untersuchungen, Therapien und Verfahren – zur Verfügung, aber in der konkreten Ausgestaltung des Notwendigen wird immer mehr dazu angehalten, eine subtile Unterversorgung in Kauf zu nehmen, weil es letzten Endes die Bilanzen sind, die über die Weiterexistenz des Hauses entscheiden. Es wird zwar alles angeboten, was man anbieten kann, aber im Zuge dessen, wie die Untersuchungen und Therapien erfolgen, entsteht bei vielen Patienten der Eindruck, nicht wirklich gut versorgt worden zu sein – gut in dem Sinne, dass sie mit ihren Nöten, Fragen und Sorgen tatsächlich Gehör gefunden hätten.

Als Einstieg in diese Thematik möchte ich die Aussage eines Assistenzarztes in der Chirurgie zitieren, der in einer Interviewstudie Folgendes zu Protokoll gegeben hat: »Das Problem, was ich sehe, ist nicht so, dass ich jetzt sage, wir machen eine Katastrophenmedizin, und wir machen eine schlechte Medizin, wir operieren die Leute nicht richtig, oder wir haben dafür keine Ressourcen. Das ist es nicht! Aber es ist eben so, dass ich bei der Aufnahme mir überlegen muss: … Wo wird die mittlere Verweildauer für Herrn Meyer liegen? Oder ich bekomme jemanden, wo ich im Prinzip sagen muss, der ist kostenmäßig schon, nehmen wir das böse Wort ›verbrannt‹, da ist so viel an Diagnostik gelaufen, dass man den eigentlich ökonomisch gar nicht mehr operieren kann. Dann hat man natürlich nicht viel Spielraum.« (Klinke 2008, S. 207 f.) – Dieses Statement gibt klar zu erkennen, wie sehr sich bereits ein neues Denken eingeschlichen hat, wie sehr bereits sich die Behandlung von Patienten nach neuen Kategorien richtet: Es wird nicht mehr allein der Bedarf des Patienten reflektiert, sondern dieser Bedarf wird immer in Abgleich mit dem Ressourcenverbrauch und der Rentabilität der Diagnose gebracht. Hieran zeigt sich eine Unterminierung rein ärztlicher Entscheidungskategorien durch betriebswirtschaftliches Denken.

Vor allem dort, wo teure Diagnostiken und Therapien anstehen, hat der Unternehmer, also die Krankenhausleitung und die Kostenträger, ein besonderes Interesse daran, diese Ausgaben zu kontrollieren, sie so zu managen, dass sie steuerbar erscheinen, um keinem Verlustrisiko aufzusitzen. Das Management hat die Aufgabe, die Kontrolle und Vorhersagbarkeit der Ausgaben und Einnahmen in der Klinik zu realisieren. Aber durch das starke Bestreben nach *Steuerung ärztlicher Entscheidungen* wird eine Bürokratie eingeführt, die eine ökonomisch-rationale Herrschaft erzeugt. Durch die Etablierung der Bürokratie als Steuerungsinstrument der Ärzte dominieren die Funktionserfordernisse (Kühn 2001), und es wird die Rolle des Arztes als individuell dienende Person untergraben.

Der Arzt hat ja die Aufgabe, für seinen Patienten und mit ihm die bestmögliche Behandlung auszuwählen. Hierbei ist er angehalten, jedwede Verschwendung zu vermeiden, also überall dort kostengünstiger zu behandeln, wo damit der gleiche Effekt erzielt wird wie mit aufwändig-teuren Verfahren. Wenn nun aber das Einsparen auch zu Einschnitten bei der Versorgung des Patienten führt, dann gerät der Arzt in ein Dilemma, weil er sich primär als Verantwortlicher für das Wohl seiner Patienten verstehen möchte und nicht primär als Verantwortlicher für die ausgeglichene Bilanz seines Arbeitgebers.

In der gegenwärtigen Situation der Krankenhäuser aber nimmt der Druck auf die Ärzte so zu, dass sie täglich spüren, ihrem eigentlichen Ziel, Anwalt des Patientenwohls zu sein, nicht mehr gerecht werden zu können. In beeindruckender Klarheit hat dies ein Assistenzarzt der Chirurgie zu Protokoll gegeben: »Ich könnte mir vorstellen, dass man das, was wir jetzt tun –, dass es spätere Medizinergenerationen geben wird, die das, was wir jetzt tun, uns vorwerfen werden. Zu Recht. Dass wir unter der Prämisse unglaublicher Datensammlungen und Kodierungen und Strukturierungen den Blick auf den Patienten verloren haben. Ich habe manchmal das Gefühl, nicht das Richtige zu tun.« (Braun et al. 2009, S. 161)

Häufig wird den Ärzten suggeriert, keine andere Wahl zu haben. Sie hätten dafür zu sorgen, dass die Bilanzen stimmen, weil sie ansonsten um die Zukunft des Hauses bangen müssten. Dieses Szenario muss den meisten nur oft genug ausgemalt werden, damit sie sich irgendwann den Sachzwängen beugen und so handeln, wie es die Unternehmensführung erwartet. Die Krankenhausleitungen machen zwar keine klaren Vorgaben, aber durch die Abteilungsbudgets und durch die Transparenz der Erlöse werden die einzelnen Abteilungen unterschwellig unter Druck gesetzt (Braun et al. 2009, S. 236). Man erpresst sie sozusagen, beteuert aber, dass letztendlich die Ärzte selbst entscheiden sollen. Die angebliche ärztliche Freiheit ist lediglich vorgegaukelt, denn eigentlich wird sie sukzessive durch die Rahmenbedingungen unterminiert, ohne dass man es zugibt. Man tut so, als würde jeder Arzt eigenverantwortlich entscheiden, aber dem Einzelnen bleibt oft keine andere Wahl. Mehr noch: Das Präsenthalten der ökonomischen Zahlen wird nach und nach so selbstverständlich, dass die Ärzte es schon gar nicht mehr merken, wie sie durch das System umprogrammiert worden sind. Das ist vielleicht die folgenschwerste Veränderung durch die Ökonomisierung: Die Ärzte selbst verändern sich und machen die eigentlich fremde Logik der Ökonomie Zug um Zug zu ihrer eigenen. Ganz ohne äußere Verordnung übernehmen die Ärzte die ökonomische Logik und werden auf diese Weise von der Ökonomie innerlich gekapert.

Dies kann nur deshalb gelingen, weil die Ärzte vorher durch die strukturellen Rahmenbedingungen und die neuen Machtverhältnisse in die Situation einer *strukturellen Bevormundung* gebracht worden sind. Zu nennen wären beispielsweise die vorgegebenen knappen zeitlichen Ressourcen, denen sich viele Ärzte geradezu ausgeliefert fühlen. Diese sorgen dafür, dass bei den Ärzten der Eindruck vorherrscht, nicht mehr genuin ärztlich entscheiden zu können, dass das System keine Rücksicht darauf nimmt, wie man als Arzt eigentlich den Patienten behandeln sollte. Dass das Ärztliche hier gar nicht mehr zählt. Infolgedessen passiert es immer häufiger, dass sie systemkonform entscheiden, ohne aber als Personen dahinterstehen zu können. Es ist diese strukturelle Bevormundung, die es ihnen verwehrt, ihrem ärztlichen Anspruch entsprechend zu handeln. Aber diese Bevormundung erfolgt nicht direkt, sondern indirekt, da unterschwellig eine Herrschaft von Arbeitsintensität und Zeitdruck etabliert wird (Braun et al. 2009).

Neben der strukturellen Bevormundung erleben wir aber auch eine *ideelle Vereinnahmung* der Ärzte, indem ihnen subtil eine Distanzierung von ihren eigenen Idealen nahegelegt wird. Zumindest wird ihnen implizit beigebracht, dass die Erfordernisse des Betriebs mindestens genauso wichtig sind.

Das Gefährliche daran ist, dass die neue Wertehierarchie nicht explizit verordnet wird, sondern dass die Ärzte auf sublime Weise dazu angeleitet werden, diese neue, als Sachzwang ausgegebene Hierarchie so weit zu verinnerlichen, dass sie am Ende wie eine *freiwillige Übernahme* aussieht.

Je mehr also – grundsätzlich notwendige – ökonomische Überlegungen in Bereiche Einzug halten, in denen ärztliches Fachwissen vorherrschen sollte, desto mehr entfremdet sich die Medizin von ihrem eigentlichen Ziel: die Not des Patienten als Auftrag anzunehmen und Verantwortung zu übernehmen für eine gute Versorgung des Kranken. Und desto mehr werden die Ärzte dazu verleitet, sich nach Kriterien zu richten, denen sie sonst nicht folgen würden. Wie aber sieht diese Gefährdung der medizinischen Logik nun konkret aus? Wie manifestiert sich diese Kollision von ökonomischer Rationalität und ärztlich-fürsorgender Identität? Im Folgenden möchte ich zunächst aufzeigen, wie sich die Etablierung ökonomischen Denkens in der Medizin auf die Patientenversorgung direkt auswirkt, um im anschließenden Kapitel diese Entwicklungen aus einer übergeordneten Perspektive zu betrachten.

### 1. Aufnahme: Kategorisierung der Patienten nach ökonomischen Kriterien

Wie wir bereits an der Aussage des Assistenzarztes gesehen haben, besteht unter dem Einfluss der DRG-Abrechnung die Tendenz, Patienten in ökonomische Kategorien aufzuteilen. Auf diese Weise wird heute den Ärzten unterschwellig beigebracht, bei jedem Patienten stets mitzureflektieren, welche Bilanz er verspricht. Und so werden Patienten zu wirtschaftlichen Verlustposten oder lukrativen Erlöseinbringern, zu Patienten, die als budgetsprengend gelten, oder Patienten, die als budgetschonend klassifiziert werden. Potentiell budget-sprengend sind vor allem chronisch Kranke, Patienten mit Mehrfacherkrankungen, mit Komplikationsrisiken und/oder mit hohem Versorgungsaufwand. Zu den unbeliebten gehören aber nicht nur diese oft alten und schwerkranken Patienten, sondern auch diejenigen mit unklarer Diagnose. Solche Patienten versucht man eher zu meiden; sie schickt man dann beispielsweise unter vorgeschobenen medizinischen Gründen einfach weiter, weil man bei ihnen mit einer unkalkulierbaren Verweildauer und einem offenen Ausgang rechnen muss.

Bei einem Patienten in Not geht es also nicht mehr ausschließlich darum, sein Leiden zu lindern, sondern zusätzlich – und damit auch manchmal konkurrierend – darum, welche Bilanz er verspricht. Auf diese Weise kehrt sich aber die ärztliche Logik um. Die Medizin hat es mit Menschen zu tun, die sich aufgrund ihrer Krankheit in einer geschwächten Position befinden, und deswegen ist die Antwort der Medizin selbstverständliche Hilfe, Unterstützung, die Linderung der Not durch professionelles Können. Wenn aber der Patient nun nach geschäftlichen Gesichtspunkten betrachtet wird, folgt das einer komplett anderen Logik, sucht diese doch nicht primär nach dem Ausgleich seiner Not, sondern benutzt sie, um damit Gewinn zu erzielen. Was in letzter Konsequenz bedeutet: Sobald die ökonomische Logik die Herrschaft über die Krankenhäuser übernimmt, wird der Patient komplett funktionalisiert, ja in gewisser Weise gar verwertet. Im Zeitalter der wirtschaftlichen Bedrohung aller Krankenhäuser schleicht sich also nach und nach ein Denken ein, das die medizinische Logik auf den Kopf stellt. Diese Umorientierung des Denkens vollzieht sich allerdings fast unmerklich im Bewusstsein der Ärzte.

Hinzu kommt, dass ökonomisch motivierte Entscheidungen von den Ärzten nicht kenntlich gemacht werden. Stattdessen werden dort, wo ökonomische Kriterien bei der Ent-

scheidung eine Rolle spielen, medizinische Gründe vorgegeben. So bringt ein Chefarzt in einer Interviewstudie Folgendes
zu Protokoll: »Ja, man darf sagen, dass ich zu einer Art von
Medizinalbeamten gemacht worden bin und dass ich gezwungen bin, Punktlandung zu machen und letztendlich unter einer bestimmten Form der Beugung medizinischer Sach-
verhalte, und unter Inkaufnahme von dem, was man so als
medizinisches Unrecht bezeichnen darf. Also ich muss mir
überlegen, ob ich nicht doch mit – in Anführungsstrichen –
fadenscheinigen ›medizinischen‹ Überlegungen bestimmte
Patienten ablehne, was man nur als wirklich tief Eingeweihter
mitbekommt, einer bestimmten Form von Rationierung entspricht und nicht mehr nur auf Grund von reinen, glasharten,
medizinischen Kriterien ausgesprochen wird.« (Simon 2001,
S. 82) An dieser Aussage wird deutlich, dass die Gewichtung
zugunsten ökonomischer Kriterien dem Arzt Gewissensbisse
bereitet und dass er hier im Grunde contre cœur handelt; er
beugt sich einer fremden Logik, weil er das Gefühl hat, es sich
nicht leisten zu können, eine Entscheidung gegen die ökonomische Rationalität zu fällen.

## 2. Diagnostik: Parallelität von Über- und Unterdiagnostik

Nicht nur die Patientenaufnahme, sondern auch die Diagnostik erfährt eine subtile Veränderung, und zwar dergestalt,
dass seit einigen Jahren eine Parallelität von diagnostischer
Unter- und Überversorgung festzustellen ist (Klinke 2008).
Während viele befragte Ärzte angaben, dass bei Privatver-
sicherten tendenziell eine Überdiagnostik stattfinde, verweisen sie zugleich darauf, dass bei DRG-relevanten Patienten
eine Tendenz zur Unterdiagnostik besteht. Unterdiagnostik
bedeutet dabei nicht, dass man einfach eine notwendige Un-
tersuchung unterlässt. Man geht vielmehr dazu über, Befunde
nicht noch einmal zu überprüfen, und sichert sich bei Ent-

scheidungen nicht in dem Maße diagnostisch ab, wie das früher der Fall war. Ein Oberarzt hat das wie folgt zu Protokoll gegeben: »Wenn Sie fünfmal von Ihrem Chef gesagt bekommen, wir machen zu viele CTs, dann machen Sie beim nächsten Zugang keinen CT mehr.« (Zit. in Braun et al. 2009, S. 196) Man gibt sich oft mit weniger Diagnostik zufrieden und konzentriert sich dabei auf konservative Untersuchungsmethoden, was ja nicht per se schlecht sein muss. Und man verzichtet eher auf teure Diagnostik, was insbesondere für junge Ärzte ohne viel Erfahrung eine Belastung und Überforderung darstellt. Insgesamt lässt sich sagen, dass die Abrechnung nach DRGs schnelle Entscheidungen begünstigt. Eine weitere Strategie, sich eine teure Diagnostik zu sparen, besteht darin, diese auf den ambulanten Bereich abzuwälzen, einerseits um Ressourcen zu sparen, andererseits um die Verweildauer in den Krankenhäusern niedrig zu halten.

Eine weitere Auswirkung der DRGs auf die Diagnostik zeigt sich wie folgt: Da nur *eine* Diagnose abgerechnet werden kann, konzentriert man sich eher auf die Hauptdiagnose und nimmt so eine weitgehende Ausblendung der weiteren Krankheiten eines Patienten in Kauf. Ein Oberarzt der Inneren Medizin hat das folgendermaßen ausgedrückt: »Der hat Zucker und sonst was, und was der Patient alles noch hat, interessiert uns nicht. Wir machen jetzt das, weswegen er hierher kommt, und dann soll den Rest mal der Hausarzt machen.« (Zit. in Klinke 2008, S. 213) Insgesamt führt das zu einem Verlust der Ganzheitlichkeit, und oft werden Zusammenhänge nicht erkannt, weil der Patient nicht mehr als ganzer Mensch in den Blick kommt, sondern nur noch ein Segment von ihm. Ein Assistenzarzt bringt das auf den Punkt: »Wir müssen nur auf die Diagnose gucken, warum der Patient da ist, und alles, was daneben steht, das spielt keine Rolle, und da wird der Patient als Krankheitsbild weiterbehandelt, leider, nicht als eine Person ...« (Zit. in Braun et al. 2009, S. 198) Dieses Zitat zeigt deutlich, dass der Arzt von seinem

Selbstverständnis her den Anspruch hat, sich ein Gesamtbild von seinem jeweiligen Patienten zu machen. Von diesem verinnerlichten Ideal soll er nun durch die ökonomischen Vorgaben abgebracht werden.

Diese Vorgaben stufen den Arzt zu einer Art »Auftragsarbeiter« (Braun et al. 2009, S. 218) herab, der einfach nur einen spezifischen Werkauftrag erfüllen soll, ohne den Menschen selbst dabei in den Blick zu nehmen. Problematisch daran ist nicht nur, dass dies auf Kosten der Behandlungsqualität geht, sondern dass diese Qualitätsminderung den Ärzten als eine rationale Strategie nahegelegt wird. Es wird den Ärzten ja nicht gesagt, dass es besser wäre, mehr in die anderen »Segmente« des Patienten zu investieren, dies aber aufgrund der ökonomischen Engpässe leider nicht ginge, sondern ihnen wird vermittelt, dass es vollkommen vernünftig sei, sich nach dem Gebot der ökonomischen Effizienz zu richten.

Hier überlagert die ökonomische Logik die bis dahin geltende medizinische Logik, und das, was einen Arzt ausmacht – nämlich dass er sich immer ein Gesamtbild des Patienten verschafft, bevor er etwas entscheidet –, wird durch die ökonomische Denkweise immer mehr für obsolet erklärt. Der ganzheitlich denkende Arzt wird mehr oder weniger zum Vorgestrigen erklärt. Sicher darf man hier nicht den Fehler machen, alte Zeiten zu glorifizieren. Auch schon vor der Ära der Ökonomisierung neigten Ärzte dazu, sich zum Beispiel allein auf bestimmte Organe zu konzentrieren und das Gesamtbild zu vernachlässigen. Die Sektorialisierung hatte schon durch die Spezialisierung stattgefunden, aber bisher galt das Ideal der Ganzheitlichkeit als unantastbar, auch wenn die Praxis diesem Ideal nicht immer gefolgt ist. Heute aber wird dieses Ideal selbst zunehmend demontiert und für antiquiert, ja für irrational erklärt, weil es ökonomisch nicht angebracht erscheint. Auch in der Diagnostik beobachten wir also eine Intrusion ökonomischer Denkkategorien in den ideellen Bereich der Medizin. Bedenklich an der Ökonomisierung ist nicht nur die Umprogrammierung der Abläufe, sondern vor allem die Umprogrammierung der Köpfe der Ärzte, die Umprogrammierung der eigentlichen Zielvorstellungen guter Medizin.

### 3. Therapie: Fragmentierung und Ziffer im Kopf

Die Tatsache, dass nur eine DRG als Hauptdiagnose abgerechnet werden kann, hat auch Auswirkungen auf die Therapie und führt zu einer Fragmentierung der Behandlungen. Dies mag folgendes Beispiel veranschaulichen: »Herr Kolbe, ein ca. 50-jähriger Patient aus Hamburg, liegt wegen einer Gallenkolik auf einer chirurgischen Station in Berlin. Zunächst wurde mittels einer ERPT (endoskopische retrograde Papillotomie) ein Stein aus dem Gallengang entfernt. Aufgrund weiterer Steine in der Gallenblase ist im Anschluss deren operative Entfernung indiziert. Für das Krankenhaus stellt sich nun das Problem, dass infolge der Fallpauschalenregelung der Krankenkassen jedoch nur ein Eingriff vergütet wird. Um die zweite Operation bezahlt zu bekommen, müsste der Patient zunächst entlassen und dann erneut durch einen Hausarzt eingewiesen werden.« (Vogd 2004, S. 182) Wenn es sich also aus rein ökonomischer Sicht für ein Krankenhaus nicht mehr rechnet, verschiedene Krankheiten gleichzeitig zu behandeln, werden die Behandlungen aufgeteilt. Statt einer längeren Aufenthaltsdauer wird der Patient entlassen und ein Teil der Behandlung ambulant durchgeführt, oder er wird wieder aufgenommen, um die zweite Krankheit behandeln zu lassen. Patienten müssen dann mehrere kürzere Aufenthalte in Kauf nehmen. Paradox daran ist, dass das Ziel dieser Fraktionierung nicht etwa Kostenersparnis ist, sondern eine Erhöhung der Einnahmen, weil das DRG-System die gleichzeitige Behandlung mehrerer Diagnosen systemisch unterfinanziert.

Es handelt sich hier um einen eindeutigen Fehlanreiz, für

den die Patienten den Preis zahlen müssen und natürlich auch die Beitragszahler, weil es ja deren Gelder sind, die auf diese Weise verschwendet werden. Und einmal mehr sind es die schwachen und alten Patienten, die hier am meisten unter einem solchen Fehlanreiz zu leiden haben, denn gerade für sie bedeutet ein zusätzlicher stationärer Aufwand auch eine zusätzliche Belastung, die man einem solchen Kranken doch lieber ersparen würde. Deswegen ist es in vielen Kliniken Usus, bei alten und schwerkranken Patienten Ausnahmen zu machen und sie entgegen der ökonomischen Logik in einem Zuge zu behandeln.

Viele Ärzte, die die medizinische Logik der ökonomischen Logik vorziehen, empfinden eine solche Entscheidung für den schwerkranken Patienten nicht selten als wagemutig. Sie haben dabei nicht etwa das Gefühl, etwas Selbstverständliches zu tun, sondern sorgen sich um die damit einhergehende Belastung des Budgets. Ärzte brauchen ganz offensichtlich immer mehr Mut, um genuin ärztlich zu entscheiden. Ein System aber, das den Ärzten ein schlechtes Gewissen bereitet, wenn sie sich für das Wohl des Patienten und nicht für die optimalen Erlöse der Klinik entscheiden, ist für die Medizin, deren Sinn und Zweck die Sorge um den Patienten ist, eindeutig das falsche.

Über die Fraktionierung der Behandlung hinaus führt die Ökonomisierung der Medizin dazu, dass die Ärzte im Zweifelsfall die Behandlungsmethode wählen, die dem Krankenhaus am meisten Geld einbringt. In einer Interviewstudie hat ein Assistenzarzt es einmal wie folgt ausgedrückt: »Wir haben auch die Ziffer im Kopf, und dann sagt man, okay, anstatt das zu machen, machen wir das andere, denn das wird im DRG-System ja viel besser belohnt.« (Zit. in Braun et al. 2009, S. 195)

## 4. Entlassung: Kein sanftes Hinausbegleiten

Zunächst einmal zeigen die Studien, dass Ärzte sich bei den Entlassungen nicht primär nach dem DRG-System richten, sondern danach, was medizinisch sinnvoll ist. Auf diese Weise nehmen sie also schon Rücksicht auf das Patientenwohl. Die befürchteten »blutigen Entlassungen« scheint es nicht zu geben, da die meisten Ärzte Verantwortung übernehmen und keinen Patienten entlassen, bei dem der Behandlungserfolg gefährdet wäre. So entscheiden Ärzte nicht, und das belegen auch die empirischen Ergebnisse (Braun et al. 2009). Es verändert sich dennoch viel bei der Entlassung – auch auf Kosten der Patienten. Nur geschieht das sehr viel verdeckter: Viele Pflegende und Ärzte verweisen beispielsweise in den verschiedenen Befragungen darauf, dass unter anderem die mobilisierende Pflege, das heißt das Bemühen, den Patienten wieder auf die Beine zu bringen, aus Zeitgründen oft nicht mehr geleistet werden kann, was im Grunde einer Herabsenkung des Versorgungsniveaus entspricht (Braun et al. 2009).

Ein weiterer folgenschwerer Effekt der DRG-Einführung liegt darin, dass die Betreuung, die Anweisung der Angehörigen weniger intensiv erfolgt. Viele Kommentare belegen, dass Ärzte und Pflegende sich auch immer weniger Zeit nehmen können, um die Patienten durch zwischenmenschliche Gespräche, durch Hilfestellungen und Ratschläge so auf die Entlassung vorzubereiten, dass der Übergang in den ambulanten Bereich reibungslos verläuft. Das merken natürlich auch die Patienten, von denen sich heute sehr viele schlecht auf ihre Entlassung vorbereitet fühlen (Braun et al. 2009, S. 228 ff.). Der Arzt, der Ratschläge erteilt, der den Patienten sozusagen aus dem Krankenhaus hinausbegleitet, damit er zuhause gut zurechtkommt, dieser Arzt wird zunehmend abgeschafft. Genau diese und ähnliche Situationen aber erzeugen bei vielen Ärzten zunehmend eine moralische Dissonanz: Sie haben häufig ein schlechtes Gewissen, weil sie meinen, ihrer Aufgabe nicht richtig gerecht geworden zu sein (Braun et al. 2009, S. 161).

## 5. Patientenkontakt: Handwerklich-technische Qualität vor Beziehungsqualität

Wir haben oben festgehalten, dass die Gefahr ökonomischen Denkens in der Medizin darin besteht, dass die Ökonomie sich nicht mehr darauf beschränkt, der Medizin zu dienen, ihr die guten und effizienten Strukturen zur Verfügung zu stellen, die es ihr ermöglichen, Medizin zu sein, sondern dass die Ökonomie immer mehr dazu neigt, den Inhalt der Medizin selbst zu bestimmen. Diese Gefahr ist schon im auf Effizienz und Erlösorientierung ausgerichteten System selbst verankert, denn ökonomisches Denken folgt dem sogenannten »Mini-Max-Prinzip«, bei dem es rational erscheint, ein bestimmtes Ziel mit nur minimalem Aufwand zu erreichen. Was aber ist in der Medizin ein Aufwand, der minimiert werden muss?

Die Antwort ist ernüchternd: Es wird nicht nur bei den organisatorischen Abläufen, sondern vor allen Dingen im Arzt-Patient-Kontakt selbst eingespart. Die Ökonomisierung der Medizin, wie sie zum Beispiel durch die DRG-Einführung zur Geltung gebracht wird, bringt einen Trend zur Reduzierung der Personalkosten mit sich und damit unweigerlich eine starke Arbeitsverdichtung für alle Beschäftigten. Eine Arbeitsverdichtung, die auch dadurch begründet ist, dass den Ärzten beispielsweise zusätzliche administrative Aufgaben in Form der DRG-Kodierung (dass sie also für jeden Patienten genau die Nummer heraussuchen müssen, nach der er dem Krankheitsbild und der Diagnose entsprechend vergütet werden wird) und der Qualitätssicherung aufgebürdet werden, ohne dass sie an anderer Stelle Entlastung fänden. Dadurch erfolgen die patientenbezogenen Arbeiten wie Gespräche mit Patienten immer häufiger erst dann, wenn die Ärzte ihre anderen Aufgaben erledigt haben, und somit oft außerhalb der eigentlichen Arbeitszeit (Vogd 2004).

In der modernen Medizin wird folglich nicht gespart, indem Patienten notwendige Behandlungen nicht erhalten, sondern indem die Ärzte dazu angehalten werden, sich auf ihre handwerklich-technischen Aufgaben zu beschränken und alles andere diesen unterzuordnen. Das ist die neue Wertehierarchie, die durch eine sukzessive und nie offen kommunizierte betriebswirtschaftliche Überformung der Medizin etabliert wird. Die psychosoziale Betreuung des Patienten wird Zug um Zug zurückgefahren, was zum Verlust der Ganzheitlichkeit führt. Ein Assistenzarzt der Chirurgie hat das einmal wie folgt zu Protokoll gegeben: »Je älter, je weniger artikulationsfähig und je weniger sozial eingebunden der Patient ist, da bin ich überzeugt von, desto höher ist die Gefahr, dass das, was Medizin letztendlich ausmacht, dass man sich nämlich mit dem Menschen beschäftigt und nicht mit der Fraktur in Zimmer 730, dass das untergeht.« (Braun et al. 2009, S. 190)

Ärzte sollen sich demzufolge auf das Formale konzentrieren und die persönliche Betreuung ihrer Patienten und den zwischenmenschlichen Kontakt hintanstellen. Sie werden implizit dazu gedrängt, die Beziehungsqualität zu vernachlässigen.

Gerade dieser Aspekt zeigt besonders deutlich, wie sehr die ökonomische Rationalität genau dann in einen scharfen Kontrast zur ärztlichen Rationalität gerät, wenn das ökonomische Denken für die Ausgestaltung der Arzt-Patient-Beziehung als Maßstab genommen wird. Denn im Grunde müsste man es rein ökonomisch betrachtet ja als positiv ansehen, wenn die Ärzte weniger Zeit mit ihren Patienten verbringen. Das Diktat der Ökonomie, so werden wir weiter unten noch sehen, ist ein Diktat, das zur Minimierung der Kontaktzeit mit dem Patienten anhält, wodurch die Tätigkeiten der Heilberufe in ein strenges Zeitkorsett eingezwängt werden, denn in einem Betrieb kostet Zeit bekanntlich Geld, und wenn man einsparen muss, dann spart man zuallererst an der Zeit.

Der genuin ärztlich-medizinische Zugang zum Patienten ist aber genau das Gegenteil davon. Nach dem ärztlichen Credo wird ja die Kontaktzeit mit dem Patienten als zentrale »Investition« in die Therapie angesehen und ist somit nicht zu minimieren, sondern vielmehr so weit wie möglich auszubauen. Ökonomie und Medizin verfolgen in Bezug auf die Kontaktzeit also diametral entgegengesetzte Ziele, beide zerren an den Ärzten, und es sind die Ärzte und die Pflege, die diesen verinnerlichten Konflikt mit sich ausmachen müssen. Nicht wenige zerbrechen daran.

Das Problem liegt aber nicht allein darin, dass den Ärzten immer weniger Zeit für die persönliche Sorge um ihre Patienten bleibt; ihre sozialen Kontakte zu den Patienten werden durch die ökonomische Logik zudem komplett getaktet (Klinke 2008). Dadurch ergibt sich für die Ärzte kaum mehr die Möglichkeit, spontan auf einen Patienten zu reagieren, der eine Frage hat, oder sich mehr Zeit für jemanden zu nehmen, der persönliche Zuwendung und Betreuung braucht. Die Zeitkontingente sind so vorgegeben, dass man dazu angetrieben wird, die Patienten entsprechend »abzuhandeln«. Besonders die alten, die pflegebedürftigen Patienten kommen dabei zu kurz, weil sie mehr Zeit für Erklärungen und Zuwendung brauchen, als die Vorgabe dies zulässt. In einer aufwändigen Befragung aus dem Jahr 2007 gaben nur 11 % der befragten Ärzte an, dass eine »soziale und emotionale Zuwendung« zum Patienten voll gewährleistet sei; 36 % der Ärzte meinten, dass eine psychosoziale Versorgung eher nicht oder gar nicht gesichert sei, während die restlichen 53 % ambivalent ankreuzten, das heißt, dass über die Hälfte der Ärzte in dieser Frage gespalten ist und sich weder für ja noch für nein entscheiden kann (Braun et al. 2009, S. 200).

Die Ärzte werden also dazu gedrängt, administrativen

Aufgaben die oberste Priorität einzuräumen; es wird ihnen suggeriert, es sei wichtiger, eine Dokumentation rechtzeitig abzuschließen, als noch ein Patientengespräch zu führen, weil man für das Nicht-sofort-Dokumentieren sanktioniert wird, nicht aber für das Hinausschieben oder Nichtdurchführen eines Patientengesprächs, das vielleicht für den Patienten entscheidend gewesen wäre. Auf diese Weise etabliert sich zunehmend eine Kultur der formalistischen Korrektheit, die bis zur Unpersönlichkeit geht: Die Ärzte verstehen sich selbst als bloße Funktionserfüller, ohne sich persönlich einzusetzen, ohne als Person überhaupt in Erscheinung zu treten, weil die Prioritäten so vorgegeben werden. Innerhalb einer ökonomischen Logik wird die ärztliche Behandlung auf eine technische Reparatur reduziert, die so kostensparend wie möglich ablaufen soll; dabei wird aber der Mensch mit seiner Befindlichkeit und die psychosoziale Dimension des Krankseins vernachlässigt.

Die moderne Medizin rettet sich über dieses Dilemma hinweg, indem sie die Form wahrt: Technisch-apparativ läuft alles wie am Schnürchen, alles ist bestens dokumentiert, der Arztbrief ist innerhalb kürzester Frist geschrieben, und die Kodierungen werden sofort vorgenommen. Alle administrativen Pflichten sind erfüllt. Aber das Gefühl der Ärzte, ihren Patienten als Menschen gerecht geworden zu sein – als Menschen, die Sorgen hatten, Fragen, persönliche Anliegen –, all das blieb dabei auf der Strecke. Für diese Begegnung ist keine Zeit; zu wichtig ist die Kodierung, die Schreibarbeit, die Erfüllung des vorgegebenen Solls.

Auf diese Weise führt die ökonomische Rationalität indirekt zu einer leisen Absenkung des Versorgungsniveaus und zur Implementierung einer Herrschaft des Formalistischen (Kühn 2001), wobei die fürsorgende und empathische Beziehung zwischen Arzt und Patient durch den Standard der Unpersönlichkeit ersetzt wird.

## 6. Strategie der Simplifizierung

Ökonomie ist, wie oben gesagt, der Versuch, ein Ziel durch die Minimierung des Aufwandes zu erreichen. Der Aufwand kann aber nur verringert werden, indem die Komplexität der Patientengeschichte vereinfacht und an ein weniger komplexes Schema angepasst wird. Die Ärzte werden also tagtäglich dazu angeleitet oder vielmehr dazu verleitet, Vereinfachungen vorzunehmen. Diese Vereinfachungen werden finanziell belohnt, aber die eigentliche Qualität der Medizin ist nicht die gekonnte Vereinfachung, sondern die Fähigkeit ihrer Ärzte, sich die Komplexitäten, mit denen sie es zu tun haben, zu vergegenwärtigen. Doch je mehr die Ärzte diese Komplexität im Auge behalten, desto stärker werden sie vom System benachteiligt oder sanktioniert, weil sie dann viele Tätigkeiten nach Dienstende noch abschließen müssen oder weil sie für unwirtschaftlich gehalten werden.

Das Diktat der Aufwandminimierung führt neben einer deutlichen Reduzierung des persönlichen Kontaktes zwischen den Ärzten und ihren Patienten zu einer Simplifizierung der ganz speziellen, komplexen Situation kranker Menschen. Damit spart die Medizin am Kern ihrer eigenen Identität, nicht nur, weil sich gerade wegen dieser zwischenmenschlichen Beziehung viele junge Menschen für den Arztberuf entscheiden, sondern auch, weil nur über den persönlichen Kontakt eine vertrauensvolle Beziehung zwischen Arzt und Patient entstehen kann. Und diese Beziehung ist ja nicht ein idealistischer Luxus, sondern die eigentliche Grundlage dafür, dass die Therapien beim Patienten überhaupt eine Wirkung entfalten können. Die Beziehung ist Teil der Therapie, Grundlage der Therapie und nicht etwas fakultativ Hinzukommendes.

Dieser Zeitdruck, diese Arbeitsverdichtung, das sei an dieser Stelle schon vermerkt, beherrschen nicht nur den stationären Bereich, sondern in gleicher Weise auch den ambulanten. Allein schon deswegen, weil die Krankenhäuser, um Geld zu sparen, sehr viel in den ambulanten Bereich verlagern. Hinzu kommt, dass die Bürokratie gerade im ambulanten Bereich einen Großteil der Zeit verschlingt, denn wenn nicht alles lückenlos dokumentiert wird und Belege gesammelt werden, droht die Nichtübernahme der Kosten durch die Kasse. Auch hier waltet somit die Dominanz des Formalistischen. Die ökonomische Rationalität ist auf diese Weise eben nicht nur ein Begleitumstand, sondern sie erzeugt eine Wirklichkeit, die der medizinischen Logik zuwiderläuft und sie allmählich überformt.

## 7. Wettbewerbsfähigkeit als neues Qualitätskriterium

Der Umstand, dass der Patient im Zeitalter der Fallpauschalen einem strikten ökonomischen Kalkül unterzogen wird, hat eine weitere Folge. Denn nun kann der jeweilige Erlös der Krankenhäuser oder auch der einzelnen Abteilungen genau miteinander verglichen werden. Sehr schnell wird sichtbar werden, welche Abteilungen ertragreich und welche weniger ertragreich sind, was zu einem zunehmenden Druck auf die weniger ertragreichen führt, sich den anderen anzupassen, wenn sie nicht dem Rotstift zum Opfer fallen wollen. Dabei ist anzumerken, dass diese Abteilungen nicht etwa weniger wichtig wären oder gar schlechte Arbeit geleistet hätten, sondern dass einzig und allein ihre Patienten wenig ertragreiche Diagnosen haben. Hier sehen wir, wie ein neues Qualitätsmerkmal auftaucht: Erhaltenswert ist nicht länger, was einen wertvollen Beitrag zur Versorgung der Patienten leistet, sondern nur noch, was zur finanziellen Konsolidierung beiträgt. Das ist ein großer Unterschied. So wird das Soziale, wie schon

Michel Foucault treffend ausgedrückt hat, einem permanenten »ökonomischen Tribunal« unterworfen (Foucault 2006, S. 343). Es ist nun das ökonomische Analyseprinzip, an dem sich alle Bewertungen in der Medizin ausrichten, und nicht primär das medizinische Prinzip. Heute betrachtet man den Wettbewerb ja als Lösung aller sozialen Probleme. Aber wenn nur noch der Wettbewerb, die Konkurrenz, zählt, werden über kurz oder lang die unrentablen Teile eines Unternehmens abgestoßen oder einem anderen Träger überlassen, der kostengünstiger arbeitet (Speck 1999, S. 109).

Gute Bilanzen können also entweder dadurch erreicht werden, dass man die Beschleunigungs- und Rationalisierungstendenzen forciert oder sich auf die Disziplinen und die Patienten konzentriert, die ertragreich erscheinen. Je stärker der Verdrängungswettbewerb, desto größer die Gefahr, dass die weniger ertragreichen Patienten die ersten Verlierer sind. Wenn tatsächlich der Wettbewerb über alles entscheiden soll, gibt es zwangsläufig erwünschte Patienten, das heißt rentable Patienten, die mit ihrer Krankheit einen hohen Erlös einbringen, und unerwünschte Patienten, mit deren Diagnosen man wenig Einkünfte erwirtschaften kann oder die durch den großen Aufwand als betriebswirtschaftliches Risiko wahrgenommen werden. Es gibt Patienten, um die man buhlt, und Patienten, die man meidet. Aber eine Medizin, die Patienten meidet, kann sich nicht mehr Medizin nennen.

## 8. Entsolidarisierung von den Schwächsten

Eine gravierende Konsequenz der beschriebenen strukturellen Veränderungen ist es, dass nur die Menschen in diesem auf Rentabilität und Effizienz ausgerichteten System berücksichtigt werden, mit denen man Geld verdienen kann. Alle anderen »Kunden«, die der Prozessualisierung nicht zugeführt werden können, werden schlichtweg exkludiert, aus dem Zuständigkeitsbereich ausgeschlossen. Ziel eines ökonomisierten sozialen Systems ist schon vom Ansatz her nicht die Integration eines jeden Menschen, sondern die Marginalisierung und mittelbar die Exklusion derjenigen, mit denen man keinen Gewinn generieren kann. Auf diese Weise wird die Rentabilität zum neuen Steuerungsmodell, während sich zugleich eine Verwertungsrationalität einschleicht, die sich am Ende gegen die Schwächsten richten wird. Denn unter dem Primat der Erlösorientierung wird nicht mehr die Frage leitend sein, wie man die ärztliche Betreuung verbessern kann, sondern vielmehr, wie man sich der bilanzgefährdenden Patienten entledigen kann. Wenn zum Beispiel die verschiedenen Reha-Einrichtungen in Konkurrenz zueinander gestellt werden mit der Drohung, dass die finanziell unterlegene Einrichtung aufgegeben werden muss, dann steht nicht mehr die Optimierung der Versorgung im Vordergrund, sondern die Optimierung der Erlöse. Und ein Patient, bei dem man viel »investieren« muss, um nur eine geringfügige Besserung der Statistik zu erreichen, gilt in diesem System nicht mehr als sozialer Auftrag, dem man sich zu stellen hat, sondern als eine manifeste Bedrohung der »betrieblichen« Existenz.

Folglich werden genau die Menschen, die der ärztlichen und psychosozialen Hilfe am meisten bedürfen, zuallererst marginalisiert, weil sich der Aufwand mit ihnen nicht rechnet. Nicht rechnet innerhalb eines Systems, das nur Zahlen gelten lässt. In einem System, das sich nicht für die soziale Frage zuständig fühlt, sondern für die gute Bilanz. Dass aber die gute Bilanz nur unter Ausklammerung der sogenannten »aussichtslosen Fälle« potenziert werden kann, wird kaum berücksichtigt.

Die Politiker glauben, dass über die Etablierung ökonomischer Begrifflichkeiten alle Probleme gelöst werden können und man folglich aus Patienten Kunden machen kann. Sie verkaufen diesen neuen Kundenstatus mit dem Slogan der

Freiheit für den Patienten. Hinter dieser Freiheitssemantik verbirgt sich jedoch, mehr oder weniger gut camoufliert, die Tendenz, alle Verantwortung dem Patienten aufzubürden (siehe Kap. IX). Der Patient erhält die Verantwortung, sich zu informieren und eine für ihn passende Entscheidung zu fällen. Wenn etwas schiefgeht, dann fällt das auf ihn zurück, weil er sich als mündiger Bürger nicht ausreichend informiert hat. Ein solch euphemistisch verbrämter Umgang mit kranken Menschen stellt nichts anderes dar als eine subtile Form der Entsolidarisierung von ihnen. Freiheit und Mündigkeit sind in diesem Zusammenhang gleichbedeutend mit dem Rückzug des Sozialen und der Umdefinition des Patienten zum Kunden, der fortan immer auf der Hut sein muss, damit er nicht das falsche Angebot annimmt oder »schlecht bedient« wird. Angesichts der Tatsache, dass viele ernsthaft kranke Patienten grundsätzlich auf Hilfe angewiesene Menschen sind, die die Diagnose zunächst in eine Lebenskrise stürzt, können diese Paradigmen des souveränen Kunden hier nicht funktionieren. Denn einem Patienten in Not kann nicht zugemutet werden, auch noch darauf achten zu müssen, nicht übervorteilt, vom Arzt sozusagen hintergangen zu werden, weil dieser sich berechtigt fühlt, zuerst an die Bilanz und nicht an den Patienten zu denken.

Hier zeigt sich einmal mehr ein Grundzug ökonomischen Denkens: Für den Markt lohnt sich die Investition nur dort, wo man damit auch viel ausrichten kann. Der Markt zöge die Versorgung derjenigen Patienten vor, die gut lösbare Probleme haben, wie etwa junge Menschen, die eine unkomplizierte Operation brauchen. Diejenigen, die in schwierigeren Problemlagen stecken, werden als zu risikoreich eingestuft und somit eher gemieden und dadurch unterversorgt. Das, was einst unabdingbar war, nämlich dass man auch dort zu helfen versuchte, wo man wenig Chancen sah, wird durch die Ökonomie zur Verschwendung und damit zum Unnötigen umdefiniert.

Aus diesem Grund ist es wichtig, stets die Differenz von Wirtschaftlichkeit und Rentabilität im Auge zu behalten. Die modernen Kliniken konkurrieren gar nicht so sehr um das Kriterium der Wirtschaftlichkeit, weil man damit allein den Verdrängungswettbewerb nicht gewinnen kann. Deswegen setzen sie immer mehr auf Rentabilität, was aber bedeutet, dass man nicht mehr selbstverständlich hilft, sondern nur dann, wenn der Erlös größer ist als der Mitteleinsatz. Wohlgemerkt geht es hier nicht primär um das Ausmaß der Hilfe, sondern um das Ausmaß des finanziellen Gegenwertes. Nicht umsonst spricht man in der Wirtschaft von einem »Return on Investment«. Unter dem Aspekt der Rentabilität werden die Patienten nicht danach sortiert, wie viel man ihnen helfen kann (denn das hätte ja immer noch etwas mit medizinischem Denken zu tun), sondern danach, wie viel Geld sie einbringen. Aber die Höhe des Erlöses ist eben nicht kongruent mit der Notwendigkeit zu helfen. Eine Medizin jedoch, die gezwungen wird, nach Rentabilitätskriterien zu behandeln, kann dies nur tun, wenn sie dabei ihr eigenes Selbstverständnis völlig ignoriert. Die Frage ist dann nur, ob eine Rentabilitätsmedizin überhaupt noch den Namen Medizin verdient.

### 9. Subtile Disziplinierung der Ärzte durch die Kostenträger

Die Ökonomisierung der Medizin hat eine merkliche Verschiebung des Kräfteverhältnisses auf den Weg gebracht: Die Kostenträger haben enorm an Steuerungsmacht gewonnen, demgegenüber hat die Entscheidungsmacht des Arztes deutlich eingebüßt. Aber auch dieser Trend vollzieht sich nicht offen. Die Kostenträger üben ihre Macht nur indirekt aus, und zwar über den Medizinischen Dienst der Krankenkassen (MDK). So nimmt der MDK nicht direkt Einfluss auf die Entscheidungen der Ärzte. Er schickt stattdessen immer wieder Anfragen – Anfragen, die schriftlich beantwortet werden müssen und oft zeitraubend ausfallen. In 70 % der Fälle bekommen dann die Ärzte auch Recht (Braun et al. 2009, S. 88). Sie haben zwar richtig entschieden, müssen aber Rechenschaft über ihr Handeln ablegen. Diese aufwändigen Formalitäten behindern den medizinischen Ablauf, was ja Sinn der Sache ist. Denn je aufwändiger die Anfragen sind, desto mehr werden die Ärzte zukünftig darauf achten, solche Anfragen zu vermeiden. Die Macht der Krankenkassen wird also nicht mittels fester Direktiven durchgesetzt, sondern ganz subtil durch die Drohung von Mehrarbeit für die Ärzte. Wenn die Ärzte Entscheidungen treffen, die nicht eindeutig zu durchschauen sind und Raum für Rückfragen lassen, dann werden sie eben durch Papierarbeit bestraft.

Diese Strategie der Krankenkassen funktioniert. Studien belegen, dass die Ärzte in vorauseilendem Gehorsam alles tun, um Nachfragen des MDK zu vermeiden (Vogd 2004, S. 181 f., und Braun et al. 2009, S. 87 ff.). Manchmal werden sinnvolle Leistungen unterlassen, wenn nicht klar ist, ob die Krankenkasse sie auch tatsächlich übernimmt (Braun et al. 2009, S. 89 f.). Die Ärzte werden also sukzessive dazu gebracht, sich weniger für ihre Patienten und für eine patientengerechte und individuelle Behandlung einzusetzen, weil sie Sanktionen in Form von Mehrarbeit befürchten müssen. Konsequenz dieser impliziten Disziplinierung ist die Bestrafung ärztlichen Engagements und eine Demotivierung der Ärzte.

## 10. Innere Umprogrammierung der Ärzte

Zu den schwerwiegendsten Folgen der Ökonomisierung der Medizin zählt allerdings die ideelle Verformung der Ärzte, denn sie wirkt sich auf ihr Selbstverständnis aus und verändert damit die Identität der Medizin. Durch die Zunahme der Kontrollen und Vorgaben, aber auch durch die Etablierung von finanziellen Anreizen schwindet die intrinsische Motivation, nimmt bei vielen Ärzten die Bereitschaft zum persönlichen Einsatz immer mehr ab. Wenn man zum Beispiel auf Schritt und Tritt genaue Zeitkontingente einhalten muss, dann sieht man womöglich irgendwann nicht mehr ein, warum man mehr tun sollte als vorgesehen. Wenn man nur noch danach beurteilt wird, was man dokumentieren kann, und nicht länger in Anschlag gebracht wird, dass die eigentliche Qualität der Arbeit nicht in dem aufgeht, was man dokumentiert, führt das zu Unzufriedenheit und Frustration. Wenn man nur noch danach bezahlt wird, was man dokumentieren kann, dann erscheinen gewisse Handlungen betriebswirtschaftlich umso unvernünftiger, je mehr man in eine Patientengeschichte investiert. Die ökonomische Logik höhlt also die ärztliche Logik aus. Nicht der gewissenhafte Arzt, der viel Zeit und Energie investiert, wird belohnt, sondern der Arzt, der schnelle Entscheidungen ohne großes persönliches Engagement fällt. Das aber führt nach und nach zu Motivationsverlust und dem Gefühl, gegängelt zu werden.

Dieses Gefühl kommt deswegen auf, weil die Ökonomie sich heute nicht mehr darauf konzentriert, die Medizin zu unterstützen und ihr den Raum für die medizinische Behandlung zu verschaffen. Sie füllt stattdessen den Raum selbst aus und wird damit zum Taktgeber; sie bestimmt die Abläufe, sie bestimmt aber zunehmend auch die Ziele der Medizin. Die Ökonomisierung verändert somit peu à peu die innere Einstellung der Ärzte. Die Verinnerlichung der ökonomischen Logik hat drei systembedingte Gründe: 1. die bereits beschriebene strukturelle Einzwängung durch Zeitkontingente und Dokumentation; 2. die Anreizsysteme, die sehr geschickt die Ärzte steuern und dazu anhalten sollen, sich auf die Unternehmensziele auszurichten (siehe Kap. VII). Und 3. die Tatsache, dass den Ärzten, wie wir gesehen haben, nicht nur die medizinisch-ärztliche Verantwortung, sondern zugleich auch die ökonomische Verantwortung für das Haus aufgebürdet wird. Sie werden zu Mitunternehmern deklariert und machen dadurch die ökonomische Situation der Klinik zu ihrem persönlichen Anliegen. Niemand schreibt den Ärzten offen vor, nach bestimmten Kostengesichtspunkten Therapien vorzuschlagen, nein, es ist vielmehr der Arzt selbst, der meint, sich diese Vorschrift machen zu müssen, wenn auch contre cœur. Sie verinnerlichen also früher oder später die ökonomische Logik, die sie als alternativlos erachten.

Ärzte können sich am Anfang mit dieser Logik zwar nicht identifizieren, aber indem sie aus den genannten Gründen dennoch nach ihr handeln, schaffen sie selbst die Realität, die ihrem ursprünglichen Selbstverständnis zuwiderläuft. Das ist das Paradoxe daran. Die Ärzte selbst verabschieden die medizinische Logik, und nicht die Ökonomen; die Ärzte selbst unterwerfen sich der ökonomischen Logik, ohne dass eine Anordnung dafür zu finden wäre. Es handelt sich um die Übernahme einer Logik, die zunächst als eine fremde wahrgenommen wird, aber allmählich die eigene Identität so durchtränkt, dass sie zur Normalität wird. Nur besonders reflektierte Ärzte realisieren, welch innere Veränderung da mit ihnen geschieht.

## 11. Sinnentleerung ärztlicher Tätigkeit

Die Internalisierung der Verantwortung für das Überleben des Krankenhauses birgt eine gewisse Tragik – nicht nur, weil sie viele Dilemmasituationen schafft, sondern vor allem, weil sie auf Kosten des inneren Friedens der Ärzte geht. Denn die ökonomische Verantwortung für die Klinik wird ihnen ja oktroyiert, und trotz des Verinnerlichungsprozesses handeln sie de facto fremdbestimmt. Es ist der von außen an sie herangetragene Druck, die Drohungen und die Sanktionen, die sie gefügig machen.

Bedenkt man aber, dass zum Kern der medizinischen Profession gehört, dass ein Arzt immer persönlich die Verantwortung für seine Entscheidungen zu übernehmen hat, so wird klar, wie tragisch diese Situation der ökonomischen Verantwortungsübernahme ist. Denn durch diese innere Umprogrammierung werden Ärzte dazu gebracht, einer ökonomischen Logik den Vorzug vor der medizinischen Logik zu geben, und einzelne Patienten, wenn es sich eben rechnet, durchaus schlechter zu stellen, ohne dies offen zuzugeben. Und das bedeutet, dass der Arzt seine ureigentliche Mission aufgibt für eine ihm aufgezwungene Fremdorientierung.

Am Ende wird nicht nur der Patient nicht optimal versorgt sein, sondern zu diesem Skandal gesellt sich die Tragik, dass der Arzt damit fertig werden muss, nicht professionsgemäß entscheiden zu können und zugleich persönlich dafür geradestehen zu müssen. Dieser Punkt ist sehr wichtig, weil viele Ärzte versuchen, sich von dieser inneren Bürde dadurch zu befreien, dass sie auf die Sachzwänge verweisen. Aber insgeheim spüren sie doch, dass sie mitverantwortlich sind für die Medizin, die sie – egal unter welchem Druck – prägen und gestalten. Daher sind die Ärzte doppelte Verlierer in dieser durchökonomisierten Zeit. Sie verlieren das Vertrauen ihrer Patienten und zugleich ihren inneren Frieden.

Natürlich hängt diese innere Umformung auch mit der Ärzteschaft selbst zusammen; sie hat zu dieser Situation beigetragen, indem sie zahllosen Einzelinteressen den Vorrang vor dem inneren Zusammenhalt der Ärzteschaft gegeben hat. Und natürlich ist die Übernahme der ökonomischen Logik für manche Ärzte auch komfortabel. Aber die meisten Ärzte empfinden die Ökonomisierung zunehmend als eine Sinnentleerung ihres Tuns; sie spüren, dass sie als Mitunternehmer ihr Können und ihre Arbeitskraft für etwas einsetzen, für das sie eigentlich nicht angetreten waren.

Die Ärzte müssen zukünftig noch deutlicher machen, dass sie Ärzte sind und keine Mitunternehmer und dass es Aufgabe der eigentlichen Unternehmer ist, dafür zu sorgen, dass sie ihrer genuin ärztlichen Arbeit nachgehen können. Sie sollten sich gegen diese geradezu missbräuchliche Instrumentalisierung wehren, bei der sie als Mitunternehmer eingebunden werden und das Risiko des Unternehmens so mittragen, dass sie am Ende in ihrer Freiheit, sich für das Wohl des Patienten zu entscheiden, beschnitten werden.

Nachdem wir am Anfang die konkrete Auswirkung der Fallpauschalen und der Ökonomisierung in verschiedenen Bereichen der Medizin untersucht haben, soll jetzt der Blick geweitet und die Veränderungen des Bewusstseins sowie die Implikationen einer ökonomisierten Medizin näher betrachtet werden. Die im Folgenden geschilderten Veränderungen der Identität der Medizin sind nicht als pauschale Beschreibung des allgemeinen Ist-Zustandes der gesamten Medizin zu verstehen; es wird viele Kliniken und Praxen geben, die ganz anders arbeiten – etwa im Bereich der Rehabilitation, in der Psychosomatik, in der Palliativmedizin –, und doch soll deutlich werden, wohin der Trend geht.

# IV. Theoretische Implikationen einer ökonomisierten Medizin

Die politische Entscheidung, das Gesundheitswesen nicht mehr als genuin sozialen Bereich mit sozialen Selbstverständlichkeiten anzusehen, sondern ihn einem Wirtschaftsbetrieb gleich mit ökonomischen Selbstverständlichkeiten zu versehen, hat nicht nur – wie wir gesehen haben – Auswirkungen auf die Realität der Krankenversorgung, sondern sie verändert auch und vor allem die Identität und das Bewusstsein der Heilberufe. Diese Bewusstseinsveränderung könnte man schlagwortartig mit Begriffen wie Maximierung, Modularisierung, Atomisierung, Monetarisierung und Enttraditionalisierung beschreiben. Um zu verstehen, was durch diese Umorientierung in der Medizin verlorengeht, sollte man sich im Vorhinein klarmachen, was momentan mit der Medizin geschieht, wie die Rolle der Ökonomie sich gewandelt hat, wie sie von der Dienerin zur Beherrscherin der Medizin geworden ist. Das ist der eigentliche Hintergrund, vor dem die Veränderungen zu reflektieren sind.

Für diesen Transformationsprozess hat der Psychologe und Pädagoge Otto Speck schon vor einigen Jahren ein sehr treffendes Bild gefunden. Er hat das Gesundheits- oder Sozialsystem mit einem »Sozialgefährt« verglichen, das zwei Achsen hat: die Vorderachse der »professionellen Qualitätsentwicklung auf der Basis sozialer Wertorientierungen« und die Hinterachse, die er als »ökonomisch beherrschtes Qualitätsmanagement« beschreibt (Speck 1999, S. 36). Die Vorderachse ist die Steuerachse; sie orientiert sich an der Lebensqualität des Patienten. Die Hinterachse, die die wirtschaftliche Dimension des Sozialen symbolisiert, folgt der Vorderachse; sie ist ihr nachgeschaltet, aber für die Funktionstüchtigkeit des

Gefährts unabdingbar. Damit das Gefährt fahren kann, müssen beide Achsen synchron laufen. Im Zuge der Ökonomisierung wurden jedoch diese beiden Achsen komplett ausgetauscht. Die ökonomische Hinterachse soll nach politischen Vorstellungen immer mehr zur Steuerachse werden. Je mehr man aber nun versucht, die eigentliche Hinterachse zur takt- und kursangebenden Vorderachse zu machen, desto mehr geht die Synchronizität der Abläufe verloren, weil die ökonomische Vorderachse nun das Sozialgefährt in eine andere Richtung zu lenken versucht, als die zur Hinterachse herabgestufte soziale Achse eigentlich einschlagen würde. Die heutigen Steuerinstanzen erwarten allerdings von der herabgesetzten Hinterachse, dass sie sich der neuen Richtungsangabe anpasst, was die neue Hinterachse nur widerwillig zu tun bereit ist. Der radikale Kurswechsel des gesamten Gefährts ist also nicht mit den Einstellungen und Selbstverständlichkeiten der ehemaligen Vorderachse synchronisiert worden, und so droht das ganze Gefährt auseinanderzubrechen.

Genau darum geht es: Das »Sozialgefährt« bricht auseinander, wenn die Ökonomie die Richtung angibt. Wie das genau aussieht und vor welchem gedanklichen Hintergrund dieses drohende Auseinanderbrechen die Medizin heute dominiert, wird im Folgenden analysiert.

## 1. Abschaffung der Geduld und Abwertung der Sorgfalt

Die Ökonomie und mit ihr die Bestrebungen der Effizienzsteigerung zwingen unaufhaltsam zur Beschleunigung. Das Diktat des Marktes ist ein Diktat der Zeitökonomie. Alle Abläufe sollen so weit beschleunigt werden, bis genau das wegrationalisiert wird, worauf es bei der Gesundung von Menschen zentral ankommt: Zeit. Die Zeit, zuzuhören und zu verstehen, die Zeit für eine nachhaltige Behandlung, für das Zulassen und Annehmen eines gemeinsamen Weges in mehreren

Etappen. Das alles erfordert Ruhe, Zuversicht und langen Atem; je mehr der rasche Erfolg sichtbar gemacht werden muss, desto mehr gerät die Beziehung zwischen Arzt und Patient unter einen Erfolgsdruck, der langfristige und nachhaltige Hilfe geradezu unmöglich macht. Was nicht sofort einen Erfolg zeitigt, gilt in diesem System als Verschwendung. Daher setzt man nicht mehr auf Geduld, auf ein Zuwarten, sondern auf Aktionismus.

Der Verlust der Tugend des Zuwarten-Könnens ist fatal, weil nicht nur in den konservativen Fächern dieser Habitus leitend war. Der erfahrene Arzt war sich im Klaren, dass in schwierigen und komplexen Situationen die sorgfältige Beobachtung des Patienten, der Beibehalt der Ruhe oft die Lösung des Problems zutage förderte. Wenn aber nun Zeit etwas ist, wofür man sich zu rechtfertigen hat, dann gerät jeder Arzt in Zugzwang und gesteht sich im Zweifelsfall das sonst erprobte Zuwarten nicht mehr zu. Er wird dann dazu erzogen, besser heute schon alle Register zu ziehen, anstatt noch einen Tag zu warten, um sich dann auf die geeigneten Register beschränken zu können. Er wird aber auch dazu erzogen, eine Entscheidung zu erzwingen und sich eben nicht diskursiv und reflektierend heranzutasten. Er wird dazu angehalten, die schnelle Entscheidung als die vorzugswürdige zu empfinden. Auf der Strecke bleiben dabei das In-Ruhe-Durchgehen, das Mit-den-anderen-in-Ruhe-Besprechen, das ausführliche Abwägen, aber auch das kritische Hinterfragen der Diagnose genauso wie das kritische Hinterfragen des therapeutischen Weges, zu dem es meist viele Alternativen gibt, die stets mitzureflektieren und ernsthaft durchzugehen zum Kern der ärztlichen Betreuung gehört. Das Diktat der Zeitökonomie verändert also die gesamte Kultur der Behandlung von Patienten. Es führt zur Abwertung der Sorgfalt.

Was durch das Diktat der Beschleunigung ferner verloren geht, ist auch die Ruhe für das Gespräch mit ärztlichen Kollegen und mit der Pflege. Studien belegen, dass gerade in den

Kliniken die Ärzte immer weniger mündlich mit ihren Kollegen oder den Pflegenden kommunizieren, sondern dazu neigen, die persönliche Begegnung aus Zeitgründen durch schriftliche Informationen und Notizen in der Patientenakte zu ersetzen. Vor allem bei der Übergabe von Patienten, zum Beispiel von der Aufnahmestation auf die Tagesstation, zeigt sich das (Vogd 2004, S. 63). Diese Unpersönlichkeit im Umgang mit dem Patienten setzt sich auch in der Interaktion unter den Ärzten fort, was unweigerlich mit Informationsverlusten einhergeht, weil man schlichtweg nicht alles dokumentieren kann, was einem aufgefallen ist. Und vor allem lässt sich ein Gesamteindruck nicht einfach in der Akte wiedergeben, so dass das implizite Wissen auf diese Weise verloren geht. Durch das Diktat der Effizienz, das zugleich ein Diktat der Zeitökonomie ist, erfolgt also eine sukzessive Entsubjektivierung der Kontakte. Man meint, über die Ausblendung subjektiver Informationen und durch die Wegrationalisierung der persönlichen Begegnung Zeit zu sparen – und spart damit an der falschen Stelle.

Wie sehr der Zeitdruck alle Abläufe bestimmt, zeigt sich auch daran, dass in vielen Häusern jeder Handstrich in Zeitkontingente aufgefächert ist; so ist genau vorgesehen, wie viel Zeit ein Arzt für ein Aufklärungsgespräch haben darf oder für ein Gespräch bei der Visite oder für ein Entlassungsgespräch. Wenn der Arzt sich bei dem einen oder anderen Patienten, weil dessen Krankengeschichte komplexer ist und/oder die Situation es erfordert, mal mehr Zeit nimmt, dann wird er nicht etwa für die situative Anpassung an das Erforderliche belobigt, sondern zurechtgewiesen, da er »objektiv« gesehen unwirtschaftlich arbeiten würde. Ärzte werden also dazu angehalten, den Zeitdruck so zu verinnerlichen, dass er, solange sie ihrem Fürsorgeideal treu bleiben wollen, zum stetigen inneren Konflikt und zur Selbstausbeutung führt.

## 2. Verlust der Rücksicht

Je schneller die Patienten durchgeschleust werden können, desto besser für die Bilanz der Klinik. Aber ist es auch gut für die Patienten? Sicher, die meisten Patienten haben ein großes Interesse daran, schnell wieder zuhause zu sein, und die vor dem DRG-Zeitalter übliche Praxis, Patienten länger zu behalten als nötig, um die Belegung hoch zu halten, war ja nicht nur eine unvertretbare Verschwendung, sondern es war auch ein Raub an ihrer Lebenszeit und Lebensqualität. Insofern hat die jetzt strukturell begünstigte Beschleunigung auch ihre positiven Seiten. Einmal mehr zeigt sich jedoch, dass das System heute die Patienten begünstigt, die stark sind, die sich selbst versorgen, denen es einigermaßen gutgeht. Diese Patienten profitieren oft von dem System. Aber die Patienten, die schwerkrank sind und weniger anpassungsfähig, die Patienten, die mehr Unterstützung brauchen, weil sie alt und gebrechlich sind, sind die Verlierer des Systems, weil vor allem ihnen die Atmosphäre geraubt wird, in der sie sich aufgehoben fühlen können, die Atmosphäre für ruhige Gespräche, die gerade diese Patienten brauchen, um sich neu orientieren zu können, die Atmosphäre für echte Begegnungen mit den Ärzten, mit den Pflegenden. Ein »starker« Patient mag es begrüßen, wenn er schnell »durch« ist in unseren modernen Kliniken, aber die »schwachen« Patienten bedürfen einer größeren Rücksicht. Das Sich-Zeit-Nehmen findet auch heute noch statt, aber es ist keine Selbstverständlichkeit mehr, sondern das Resultat einer Überwindung der strukturellen Vorgaben. Die Zeitökonomie führt also auch zu einem Verlust der Rücksicht.

## 3. Vernachlässigung der Ausbildung

Die Beschleunigung hat nicht allein für so manchen Patienten verheerende Folgen, sie lässt auch viele andere – ehedem als zentral anerkannte – Ziele des Krankenhauses verkümmern. Dies gilt vor allen Dingen für die Ausbildung des ärztlichen Nachwuchses. Hier sind Geduld und innere Ruhe erforderlich; der andere kann nur dann lernen, wenn man ihm mehr Zeit einräumt als einem erfahrenen Arzt, wenn man ihm zu verstehen gibt, dass man sich Zeit für seinen Lernprozess nimmt. In einem durchrationalisierten Kliniksystem gibt es aber keine Freiräume, um den jungen Assistenzärzten eine gute Ausbildung durch die erfahrenen Ärzte mitzugeben. Im Gegenteil: Weil überall an Personal gespart wird und alle Verrichtungen minutiös in ein Zeitkorsett gezwängt werden, bleibt strukturell keinerlei Zeit für einen Austausch zwischen erfahrenem Arzt und jüngerem Arzt. Der jüngere Arzt wird einfach auf Station alleingelassen und muss sich irgendwie durchkämpfen. Auch im Operationssaal gilt es als unwirtschaftlich, wenn junge Ärzte Haken halten und dabei zugleich etwas über die Operationstechnik lernen. Stattdessen werden diese durch »billigere« Hakenhalter ersetzt, und die eigentlich in der Weiterbildung sich befindenden Assistenzärzte werden für »drängendere«, das heißt für das Krankenhaus lukrativere Arbeiten eingesetzt, auf Station.

Die Ausbildung junger Kollegen ist in dem Zeitkorsett nicht vorgesehen, weil die Klinikumsleitung sie gar nicht als Klinikumsziel eingeplant hat. Aus Sicht der Leitung ist sie sogar ein Luxus, ja ein Verlustgeschäft, weil man dafür kein Geld bekommt. Hier wird eindeutig am falschen Ende gespart und zu kurzsichtig gedacht. Wenn dann auch noch Kongressbesuche zur »unlukrativen Betätigung« werden, zieht man sich unweigerlich eine Ärztegeneration heran, die nicht vorbereitet ist auf das, was die zukünftige Medizin braucht: erfahrungsgesättigte und kritisch geschulte Ärzte, die komplizierte Patientengeschichten verstehen und angemessen auf sie reagieren können. Durch das Diktat der Zeitökonomie wird eine Ärztegeneration ausgebildet, die nur ganz spezifische Fertigkeiten erlernt, gleichzeitig aber immer mehr verlernt, komplexe Probleme kreativ zu lösen. Und nichts braucht die Medizin der Zukunft, die zunehmend mit chronisch Kranken und Patienten mit schwierigen Krankheiten und mit Mehrfacherkrankungen zu tun haben wird, dringender als Ärzte, die in der Auseinandersetzung mit der erfahreneren Generation genau diese Bewältigung der Komplexität gelernt haben.

## 4. Abschaffung des ärztlichen Ermessensspielraumes

Eine zentrale Vorannahme der Ökonomisierung ist die Vorstellung, dass die Behandlung von kranken Menschen nach dem Modus eines Algorithmus bzw. nach dem Modell der industriellen Produktion zu erfolgen hat. Doch von diesem Moment an wird der Patient automatisch zu einem Mechanismus herabgestuft, an dem je nach objektivem Befund das entsprechende Verfahren in Gang gebracht werden muss. Dem Bestreben, die Medizin zu industrialisieren, liegt folglich ein mechanistisches Menschenbild zugrunde, das als Modell für alle Abläufe fungiert. Wenn der Mensch einer Maschine gleich lediglich der Reparatur bedarf, um gesund zu werden, ist es logisch, dass man auf die Idee kommen kann, sozusagen Fließbänder für seine Heilung vorzubereiten. Je nach Befund und je nach objektiv erhobener Faktenlage wird jeweils ein anderes Band ausgesucht. Diese Vorstellung hat weitreichende Konsequenzen, vor allem für das ärztliche Selbstverständnis.

Nach dieser ökonomisch-mechanistischen Vorstellung soll ja die Wahl und Ausgestaltung der Therapie immer weniger dem genuin ärztlichen Sachverstand, der ärztlichen Erfahrung überlassen werden; sie soll nicht mehr Resultat einer ärztlichen Logik sein, innerhalb deren der Arzt sich mit seinem Patienten auseinandersetzt und dann im Einzelfall eine passende Behandlung vorschlägt, sondern dieser Einzelfall soll durch ein Schema abgedeckt werden, das als logisches Resultat von Zahlen in Erscheinung tritt. Die Therapie soll als logische und stringente Reaktion auf ein Symptom Anwendung finden, ohne dass der Arzt selbst eine situationsangemessene und patientenorientierte Abwägung vorzunehmen bräuchte.

Das System sieht vor, dass Ärzte lernen sollen, rationale Automatismen an die Stelle persönlicher Entscheidungen zu setzen. Auf diese Weise wird dem Arzt nur noch ein minimaler Ermessensspielraum eingeräumt. Er hat lediglich zu funktionieren; erfahrungsgesättigte persönliche Entscheidungen sind unerwünscht, weil sie etwas Unkalkulierbares sind und sich daher der Kontrolle des Managements entziehen. Unwägbarkeiten sollen so weit minimiert werden, dass dem Arzt letzten Endes das weggenommen wird, wofür er einen helfenden Beruf ausgewählt hat: das Gefühl, sich für den Patienten engagieren zu können und Vertreter einer Profession mit eigenen Regeln, Freiheiten und Selbstverständlichkeiten zu sein.

Ebendiese professionelle Selbststeuerung, die eine einzelfallbezogene Entscheidungskompetenz zum Angelpunkt hat, soll möglichst getilgt und ersetzt werden durch ein normierendes Management, das den Ärzten nicht in der konkreten Situation eine professionelle Entscheidung abverlangt, sondern schon im Vorhinein den Ablauf so vorstrukturiert hat, dass überhaupt keine menschliche Entscheidung mehr getroffen zu werden braucht.

Der Arzt wird auf diese Weise immer mehr zu einer Art technokratischem Experten, zu einem Facharbeiter, der nicht nach einem professionsinternen Selbstverständnis zu handeln hat, sondern der die Betriebsvorschriften, die »Gebrauchsanweisungen« zu befolgen und einfach nur für einen ordnungsgemäßen und reibungslosen Ablauf zu sorgen hat. Dadurch werden nicht nur die Organisationsabläufe, sondern auch die Arzt-Patient-Kontakte immer mehr normiert, und zwar indem sie dem Managementcredo unterworfen werden. Die Interaktion zwischen Arzt und Patient wird also nicht mehr als eine Begegnung zwischen Helfer und Hilfesuchendem gesehen, sondern sie wird eingefasst in einen Plan des Mikromanagements, der strikt einzuhalten ist, wenn man keine Sanktionen riskieren will.

Ausgangspunkt dieser unheilvollen Entwicklung ist der Moment, da ein soziales System zu einem Wirtschaftsunternehmen wird, denn ein Unternehmer kann es sich nicht leisten, die Abläufe einer Professionslogik zu überlassen. Der Unternehmer versucht selbstverständlich, die Unternehmensziele durch einheitliche, vorhersagbare, kalkulierbare und auch steuerbare Prozeduren durchzusetzen, ohne dabei Rücksicht auf die innere Logik der Beziehung zwischen Arzt und Patient zu nehmen. Wenn immer mehr die professionseigene Rationalität für verzichtbar erklärt wird, so hat diese Strategie das Ziel der Totalsteuerung der Ärzte im Auge. Um alles planbar und berechenbar zu machen, werden die Heilberufe also zunehmend deprofessionalisiert und industrialisiert. Erst durch diese Industrialisierung kann die Handlung des Arztes zu einem austauschbaren, ausschließlich objektiv beurteilbaren und prüfbaren Herstellungsprozess gemacht werden, hinter dem nicht der einzelne Arzt steht, sondern ein totalnormierendes Management, das sich an festgelegten Regeln orientiert. Das Resultat ist, analog zur Industrie, die Standardisierung.

## 5. Einfassen des Patienten in standardisierte Module

Der beschriebene Ansatz, ein strategisches Management von vorgefertigten Prozessanordnungen mit der Bedürftigkeit des Patienten kompatibel zu machen, ist nur dadurch möglich, dass die individuellen Bedürfnisse des Patienten schon im Voraus so typisiert und vereinheitlicht werden, dass sie auch in die vorhandenen Schemata passen. Die Orientierung am strategischen Management funktioniert also nur dann, wenn der Patient selbst schematisiert und seine Erlebniswelt einer Standardisierung unterzogen wird. Im Zeitalter der ökonomisierten Medizin sucht man nicht mehr nach einer singulären Antwort auf eine individuelle Problemlage des unverwechselbaren Patienten, sondern passt ihn und sein Kranksein in die vorgegebenen Schubladen ein, die man in prozessoptimierter Form bereithält.

Um effizient sein zu können, werden nicht etwa Therapien an die Patienten angepasst, sondern umgekehrt Patienten passend für die entsprechenden Therapieschemata gemacht. Die Not des Einzelnen, die Unverwechselbarkeit des persönlichen Problems eines Patienten werden so schematisiert, dass sie in eine steuerbare Einheit überführt werden können. Ganz abgesehen davon, dass der Patient keine auf ihn abgestimmte Therapie erhält, führt dieser Zwang zur Schablonisierung auch sukzessive zu einer Verschiebung der ärztlichen Wahrnehmung: Je länger der Arzt in einem System arbeitet, das die Kompatibilität des Patienten mit dem vorgegebenen »Programm« als unabdingbar für eine gerechtfertigte Behandlung erklärt, desto mehr lernt der Arzt, nur noch in den vorgehaltenen Programmschemata zu denken und seine Wahrnehmung daraufhin abzustimmen. Dieser Arzt wird nach und nach nur noch das am Patienten bemerken, was für die vorgehaltenen Kategorisierungen von Relevanz ist, alles andere wird schon auf der Wahrnehmungsebene ausgeblendet. Den

Ärzten wird also beigebracht, ihre Patienten lediglich unter einem bestimmten Blickwinkel zu betrachten, sie werden in dem gegenwärtigen System nicht dazu angeleitet, so einfühlsam und so offen wie möglich zu sein, sondern so einseitig wie möglich zu werden, damit das Hilfeprogramm auch effizient bleibt.

Doch schon bevor die Manager das Sagen hatten, als der Arzt noch mehr oder weniger unangefochtener »Alleinentscheider« war – was ja per se auch schon problematisch ist –, dachten viele Ärzte mehr oder weniger in Schablonen. So hat es durchaus auch früher schon zur ärztlichen Routine gehört, Patienten unter Typologien zu subsumieren und Schematisierungen erkennbar zu machen, statt jedes Mal den ganzen Menschen in den Blick zu nehmen. Dieser Hang zur Typologisierung existierte bereits vor der Ökonomisierung, und vielleicht ist er auch ein notwendiger Zugang, um hinter dem einzelnen Menschen das Gesetzmäßige zu erkennen, denn nur in Kenntnis des Gesetzmäßigen wird man verallgemeinerbare Aussagen zur Sinnhaftigkeit von Therapien fällen können.

In jedem Fall sollte man sich nicht der Vorstellung hingeben, es hätte vor der Ökonomisierung eine Medizin gegeben, bei der jeder Arzt ganz individuell auf die Krankengeschichte eingegangen wäre und jeweils singuläre Entscheidungen getroffen hätte, die sich allein an der Lebens- und Gefühlswelt des Patienten orientierten. Allein schon der Begriff der »Diagnose« impliziert die Notwendigkeit einer Typisierung, einer Schematisierung in der Medizin. Im Unterschied zu heute waren jedoch diese Typologien vorrangig naturwissenschaftlich und nicht ökonomisch begründet. Nun kann man darüber streiten, in welchem Maße eine gewisse Form der Typisierung unverzichtbar ist, um Krankheiten zu verstehen. Dass allerdings diese Typisierung nicht ganz aufgegeben werden kann, um dem Patienten gerecht zu werden, muss vernünf-

tigerweise anerkannt werden. Das heißt also, dass das Deside-
rat, den ganzen Menschen zu sehen, nicht dadurch erfüllt
werden würde, dass man die Medizin von der ökonomischen
Logik befreit. Sicher ist jedoch, dass die ökonomische Logik
bestimmte Tendenzen verstärkt, die vielleicht in die naturwissenschaftlich orientiere Medizin bereits eingewoben waren.

Letztlich wird es aber vor dem Hintergrund einer gewissen
Tendenz der Medizin, nach Typologien zu funktionieren,
umso deutlicher, warum die moderne Medizin sich der standardisierenden Übermacht der Ökonomie so willfährig beugt.
Sie ist diese Standardisierung schon von ihrem eigenen
Selbstverständnis her gewohnt, die Standardisierung ist ihr
vertraut gewesen. Durch die Ökonomisierung wird die Medizin jetzt umprogrammiert. Nun erfolgt nicht mehr eine Standardisierung, die die Symptome zu einem Krankheitsbild zu-
sammenfügt, sondern eine Standardisierung nach einem rein
industriellen Credo. Es wird standardisiert, nicht etwa, weil
man nur dadurch überhaupt verstehen kann, was das Allgemeine der persönlichen Krankengeschichte ist und wie sie
nach allgemeinen Gesetzlichkeiten effektiv behandelt werden
kann, sondern heute wird standardisiert, um mit der Behandlung von kranken Menschen in Serienproduktion zu gehen
und eine industrielle Effizienzsteigerung zu erzielen. Hierbei
gerät nicht nur die Individualität des Menschen aus dem
Blick, sondern – viel grundlegender – es werden jetzt Menschen Gegenständen gleich einem industriellen Produktions-
prozess unterworfen.


## 6. Austauschbarkeit des Arztes

Ursprung dieser Entwicklung ist die dem industriellen Denken geschuldete Annahme, dass es in der Klinik nicht um die
Person des Arztes geht, sondern um den »Prozess« der Be-

handlung, bei der der therapierende Mensch weitestgehend ersetzbar und bloß Regelanwender und Verfahrensvollzieher ist. Dabei wird schlichtweg ignoriert, dass die Behandlung von Menschen gerade nicht nur darin aufgehen kann, was getan wird. Die Qualität einer Therapie bemisst sich auch danach, aus welcher persönlichen Einstellung und Motivation heraus, mit welchem Geist sie vollzogen wird (Maio 2012). Hier ist es nicht die Technik, nicht die Applikation einer bestimmten Methode, die ihre Wirkung entfaltet; vielmehr kommt es darauf an, in welchem Beziehungsgeschehen die Therapien erfolgen. Und diese Beziehung hat ganz wesentlich mit der Haltung und nicht mit der Handlung des Arztes zu tun. Heilung ist als Resultat einer Begegnung zu verstehen und kann nicht adäquat als Produkt einer Anwendung erfasst werden. Das ökonomisierte System jedoch suggeriert, dass mit der Applikation des richtigen Verfahrens die Behandlung erschöpft sei. Und doch ist damit ihr Kerngehalt noch gar nicht berührt.

Die Ökonomisierung der Medizin geht, wie wir gesehen haben, mit Entpersonalisierungsbestrebungen einher, die am Ende genau dem entgegenlaufen, was man als eine gute Behandlung von Patienten bezeichnen würde. Grundmoment einer jeden Behandlung ist doch gerade, dass man sich der unverwechselbaren Person zuwendet und eine Therapieentscheidung fällt, die eben nur für diese Person die geeignete ist und die deshalb nicht eine Therapie von der Stange sein kann. Diese unabdingbare Ausrichtung auf den Einzelfall birgt jedoch aus Sicht der Ökonomie die Gefahr der Ineffizienz und wird somit als störend empfunden. In einem System, in dem es vor allem um Effizienz gehen soll, kann die Beachtung der Individualität eines Menschen zur Bedrohung werden, weil sie den schnellen Fluss des standardisierenden Machens unterbricht und sozusagen den ganzen Betrieb aufhält.

Kein behandelnder Arzt ist einfach austauschbar, denn bei jeder Behandlung findet eine einmalige, nicht wiederholbare

Begegnung von Menschen statt. Niemand hat dies treffender ausgedrückt als Karl Jaspers in seiner *Philosophie* von 1932: »Immer ist der Mensch in seiner Lage als ein Einzelner vor die Aufgabe gestellt, mit seiner Krankheit in seiner Welt eine Lebensform zu finden, die nicht allgemein entworfen und nicht identisch wiederholt werden kann.« (Jaspers 2008, S. 338) Die Situationen, in die der Patient gerät, sind stets einzigartig, Bestandteile eines Lebensvollzugs, die sich einer Kategorisierung von Seiten eines Managementsystems entziehen und jeder standardisierten Therapie widersetzen. Sie sind jeweils nur in ihrer Unverwechselbarkeit angemessen beschreibbar und lassen sich daher kaum in Zahlen ausdrücken. Zwar sind bestimmte Tätigkeiten des Arztes überprüfbar, vergleichbar, manchmal gar messbar, aber man darf nicht vergessen, dass sich die therapeutische Behandlung immer in einer unverwechselbaren Beziehung vollzieht und nicht ausschließlich als messbares Produkt einer Anwendung von Techniken oder von standardisierten Methoden betrachtet werden kann. Das Messen kann für viele Methoden wichtig sein, und das Problem ist nicht das Messen an sich, sondern die Vorstellung, dass mit dem Messen des Messbaren der ganze Mensch in seiner Befindlichkeit und mit seinen Problemen und Anliegen erfasst werden kann. Völlig ausgeblendet bleibt dabei, dass sich das Wesentliche der therapeutischen Behandlung dem Messenden entzieht. Je weiter die Medizin den Kategorien der zählenden Naturwissenschaft und der aufrechnenden Betriebswirtschaft folgt, desto stärker wird sie ihr Augenmerk vor allem auf die Anwendung nachprüfbarer Techniken richten und dabei aus dem Blick verlieren, dass der Kern ihrer therapeutischen Beziehung in diesen Verrichtungen nicht aufgehen kann.

Das Grundproblem der beschriebenen Entindividualisierung kann man auch so formulieren: Es ist zwar richtig und notwendig, Behandlungsabläufe vorzubereiten und zu planen, aber grundfalsch und für die Medizin unheilvoll, wenn sie so einseitig auf die Planung achtet, dass sie am Ende den einzelnen Patienten der Planung unterordnet.

## 7. Vorstellung herstellbarer Beziehungen

Je stärker die Therapie dem rationalen Imperativ der Planbarkeit unterworfen wird, desto mehr entsteht ein Kult der Effizienz, der sich am Ende gegen die Beziehung selbst wendet, weil er sich dem Diktat der bürokratischen Unpersönlichkeit beugt. Die neue Ausrichtung kennt kein ergebnisoffenes Sich-Einlassen als Wert, sondern verlangt Vorhersagbarkeit, Berechenbarkeit, Steuerbarkeit. Die Ökonomisierung etabliert Formalisierung, Prozeduralisierung, Standardisierung und damit nicht zuletzt Entpersonalisierung. So weit unsere bisherigen Erkenntnisse. Unverkennbar ist hier eine Affinität zum technischen Paradigma. Schon seit dem 19. Jahrhundert versteht sich Medizin vornehmlich als angewandte Naturwissenschaft, der es ja dadurch schon um das Verdinglichen, um den Ersatz des Mitfühlens durch den Messwert ging. Erst dieses verinnerlichte naturwissenschaftliche Paradigma hat die Medizin anfällig werden lassen, sich der nächsten Ideologie, nämlich der der Ökonomie, ganz zu übergeben. Die Methoden sind miteinander kompatibel, bedienen ähnliche Evidenzkriterien, ähnliche Bewertungsgewohnheiten. Insofern kann man die Vernaturwissenschaftlichung der Medizin im 19. Jahrhundert als eine Vorbedingung für die Einverleibung der Medizin durch die Ökonomie seit Ende des 20. Jahrhunderts ansehen.

Schon durch die Anbindung der Medizin an die Naturwissenschaften wurde der Patient zu einer messbaren Sache erklärt, und bereits da fand ein sehr enges Ursache-Wirkungs-Denken Eingang in die Medizin, das den ganzen Menschen in seiner lebensweltlichen Situation und die Bedeutung der Krankheit für das eigene Selbstverständnis aus den naturwissenschaftlich begründeten Therapieansätzen vollkommen ausklammerte. Dementsprechend wurde es im 19. Jahrhundert allgemeines Credo, dass eine gute Medizin darin besteht, naturwissenschaftliche Fakten auf den Menschen anzuwenden, um ihn begreifen und behandeln zu können. Im Grunde wurde seitdem ein mehr oder weniger deterministisches Menschenbild in der Medizin etabliert, wonach der Mensch einem Automaten ähnelt, an dem nur etwas manipuliert werden muss, damit er wieder funktioniert. Und so hat man seitdem die Physiologie des Körpers immer akribischer untersucht und dabei übersehen, dass man mit der Physiologie allein, so notwendig sie auch sein mag, dem Menschen als Menschen nicht beikommen kann, weil seine individuelle Persönlichkeit in seiner Physiologie nicht hinreichend zum Ausdruck kommt und weil man dem Menschen nur dann wirklich helfen kann, wenn man die Person hinter seinen Laborwerten in den Blick nimmt.

Erst vor diesem Hintergrund kann überhaupt verständlich werden, warum es der Ökonomie so leicht gefallen ist, ihr Denken der Medizin zu oktroyieren. Erst vor diesem Hintergrund wird auch verständlich, warum es überhaupt so weit kommen konnte, dass im Zuge der Managerialisierung und Prozeduralisierung der Therapie letzten Endes das komplett wegrationalisiert wird, worauf es in der Medizin zentral ankommt, nämlich die vertrauensvolle Mitmensch-Beziehung. Diese Mitmensch-Beziehung, die im naturwissenschaftlichen Zeitalter schon als »unwissenschaftlich« galt und abgewertet wurde, wird im ökonomischen Zeitalter erst recht in ihrer Bedeutsamkeit ausgeblendet.

Unter dem Einfluss ökonomischer Selbstverständlichkeiten wird vorausgesetzt, dass man das soziale System wie eine Industrie strukturieren könnte. Doch das »Herstellen« einer vertrauensvollen Beziehung zu einem anderen Menschen vollzieht sich nach gänzlich anderen »Gesetzlichkeiten« als das Herstellen von Gegenständen (Maio 2012, S. 373 ff.). Mehr noch: Beziehungen lassen sich nicht »herstellen«. Sie können sich nur entfalten, sie können aufblühen, wenn der Boden dafür bereitet wird. Beziehungen muss man gedeihen lassen, man kann sie nicht einfach »machen«. Sie brauchen daher keine Anordnungen, sondern Atmosphäre, eine Aura. Sie brauchen schlichtweg einen offenen Raum.

## 8. Abschaffung der Kreativität

Das ist einer der Denkfehler der industrialisierten Medizin: Sie neigt dazu, Beziehungen wie tote Gegenstände zu betrachten, anstatt als etwas Lebendiges, das charakterisiert ist durch Offenheit, durch Eigensinn, durch Überraschung. Die exzessive Orientierung am Produktionsparadigma, am Paradigma der Industrialisierung bedeutet das Ende der Lebendigkeit und den Tod der Kreativität im Umgang mit dem Patienten. Damit eine Beziehung entstehen kann, muss man sich freimachen vom rein strategischen Denken und sich öffnen können für ein hermeneutisches Denken. Man muss sich auch abkoppeln können von vorgegebenen Prozessen und sich überraschen lassen können. Man muss sich lossagen können vom Effizienzdiktat und muss offene Räume schaffen. Je mehr aber Kontrollverfahren eingebaut werden, um die Effizienz der angewandten Behandlung auch zu belegen, desto mehr geraten die Therapeuten in Zugzwang, in Rechtfertigungsnot, in Rechenschaftspflicht und verlieren dabei das Bewusstsein dafür, dass der größte Teil der ärztlich-therapeutischen Arbeit letztlich die Beziehung ist und nicht das messbare Verfahren.

Das Grundproblem liegt darin, dass in der heutigen Medizin die Einsicht vernachlässigt wird, dass es bei der Betreuung von kranken Menschen mehr um Hermeneutik, um ein Ver-

stehenlernen geht als um bloß zweckrationales und regelan-
wendendes Handeln. Die Unverwechselbarkeit einer jeden
Patientengeschichte impliziert ja, dass in jeder Situation die
Antwort jeweils neu geschaffen werden muss. Dies verlangt
vom Arzt ein hohes Maß an Kreativität – eine Kreativität jedoch, die das Regelhafte stets als Grundlage für das Schöpfe-
rische im Blick hat und die das allgemeine Wissen mit der
konkreten Situations-, Gefühls- und Lebenslage des Patienten zusammenführt.

Angesichts dessen, dass Kreativität notwendig ist, um dem
Menschen gerecht zu werden, muss der Versuch, die gesamte
Therapie zu managerialisieren, ein verfremdendes Unterfangen bleiben. Gerade hier wird deutlich, dass die betriebswirtschaftlich verordnete Prozessualisierung der modernen Medizin weitreichende Folgen hat und sehr einseitige Werte
voraussetzt. Denn wenn das Herstellungsdenken leitend wird,
dann werden nur diejenigen Prozesse als gut angesehen, die
sozusagen stromlinienförmig und nach vorgegebenem Pla-
nungsraster ohne Umwege direkt das Ziel ansteuern. In diesem Denken wird jede Form der Spontaneität und Kreativität
erstickt. Kreativität wird ersetzt durch Planbarkeit. Lebendig
zu sein bedeutet jedoch nichts anderes, als in stetem Vollzug
zu sein – daher ist das Credo der Planbarkeit und Berechenbarkeit im Grunde lebensnegierend. Es ist sicher angemessen
für die Produktion von Gegenständen, aber für den Umgang
mit Menschen ist es das falsche Paradigma.

## 9. Legitimierung der Gleichgültigkeit

Eine weitere Gefahr der Ökonomisierung ist, dass dadurch
die Charaktere, die Grundeinstellungen der Akteure verändert werden. In einem ökonomisierten System gibt es keine
Helfer mehr, sondern Dienstleister, an die Stelle der Sorge für
den anderen tritt die Lieferung einer bestellten und vertrag-

lich vereinbarten Gesundheitsware. Die Ökonomie bringt, pointiert gesagt, nichts anderes zuwege als die Legitimierung der Gleichgültigkeit. Der größte Schaden, den das rein ökonomische Denken anrichtet, ist die emotionale Distanzierung der Ärzte von ihren Patienten. Es zielt auf einen perfekten Service, aber ohne das Wesentliche, nämlich die persönliche Anteilnahme am Schicksal des kranken Menschen. Anstelle des empathischen Engagements tritt die unverbindliche Erbringung einer Dienstleistung, anstelle des Mitgefühls die hinter korrektem Outcome gut maskierte, aber salonfähig gemachte Teilnahmslosigkeit, ja manchmal gar Gleichgültigkeit. Wenn Medizin zu einem Geschäft wird, wird man – wie bei jedem anderen Geschäft auch – nur noch Risiken kalkulieren, Gewinn und Verlust berechnen und möglichst klug investieren wollen. Die Selbstverständlichkeit und Unmittelbarkeit des Gebens und der Empathie haben hier keinen Platz mehr, sie werden ersetzt durch eine kühle Hilfe nach Berechnung. Aber passt das überhaupt zusammen: Hilfe und Kalkül? – Viele Patienten spüren, dass das möglicherweise nicht zusammengeht, denn sie fragen sich immer häufiger, ob die von ihrem Arzt empfohlene Therapie dem Klinikkalkül oder der Hilfe für sie als Patient gilt. Die Gleichzeitigkeit von Hilfe und Kalkül sowie der Prozess einer zunehmenden Vergleichgültigung gefährden insofern die Grundfesten der Medizin als Disziplin der Hilfe und Sorge und gefährden damit auch das unabdingbare Vertrauensverhältnis zwischen Patient und Arzt.

## 10. Entlegitimierung des Nichtmessbaren

Solange man die Therapie ausschließlich als einen nach objektivierbaren Kriterien zu überprüfenden Prozess betrachtet, wird man unweigerlich das Augenmerk auf das Prozessuale, auf die Handlung richten. Therapie wird auf diese Weise zur bloßen Anwendung eines qualitätsgesicherten Verfahrens, bei dem Güte und Sinn darin aufgehen, das richtige Medikament verordnet und das angemessene Verfahren gewählt zu haben. Zu all dem, was hierbei geopfert wird, gehört nicht zuletzt die persönliche Zuwendung. Diese *Zuwendung*, das einfühlende Anteilnehmen, das persönliche Engagement, wird zunehmend als idealistische Beigabe betrachtet, auf die man in unseren Zeiten auch verzichten kann, weil es Wichtigeres gibt, zum Beispiel die Einhaltung von Qualitätsstandards, zu denen die persönliche Zuwendung kaum zählen kann, weil sich diese schlecht messen lässt. Die Bedeutsamkeit des Nichtmessbaren hat schon Erich Kästner auf den Punkt gebracht: »In ihren Händen wird aus allem Ware. / In ihrer Seele brennt elektrisch Licht. / Sie messen auch das Unberechenbare. / Was sich nicht zählen lässt, das gibt es nicht!« (Kästner 1929) Was sich nicht zählen lässt, das gibt es nicht. Noch nie traf das so zu wie auf die heutige Medizin.

Nicht zählen lässt sich alles, was das Handeln sozusagen innerlich begleitet. Nicht zählen lässt sich etwa die Grundhaltung des Handelnden. Es soll eben keinen Unterschied machen, ob ein Arzt einem Patienten aus einer Grundhaltung der tiefen Wertschätzung heraus hilft oder ob er einfach nur seinen »Job« macht und sich nicht wirklich für den Patienten interessiert. Nicht zählen lässt sich all das, was eine *mitmenschliche Beziehung* ausmacht. Denn diese lebt von den vielen kleinen »Gesten«, wie sie zum Beispiel in einem bestimmten Gesichtsausdruck, in einer bestimmten Körperhaltung, in einer bestimmten Stimmlage zur Geltung kommen. Ein Arzt kann die richtigen Medikamente verschreiben, die richtige Behandlung anordnen, aber wenn er dem Patienten nicht vermitteln kann, dass er verstanden wird, dass man auf seine ganz persönliche Situation eingeht, fehlt der wichtigste Bestandteil seiner Behandlung, denn es geht nicht nur darum, das Richtige zu tun, sondern auch um den Modus – darum, wie es getan wird. Und im Fall von sozialen Beziehungen, Beziehungen der Angewiesenheit, Beziehungen der Hilfsbedürftigkeit und Schutzbedürftigkeit, ist es unabdingbar, dass ein Modus zur Geltung kommt, durch den *persönliche Anerkennung* und Wertschätzung erkennbar werden. Doch eine solche Beziehung kann nur in einer bestimmten Umwelt entstehen, in einer Atmosphäre, die nicht vom bloß berechnenden und durchmessenden Denken beherrscht wird. Je mehr das ökonomische Denken Einzug hält, desto mehr wird die Basis für das Entstehen solcher Atmosphäre zerstört.

Das manageriale Denken lässt die ärztliche Behandlung als bloßes Verfahren erscheinen, bei dem es um die Anwendung spezifischer zweckrationaler Anordnungen geht. Durch die Managerialisierung erfolgt eine Delegitimierung des Handelns nach moralischen Werten, nach Intuition, nach einer eigenen Beziehungsrationalität. Werthaftes und zweckrationales Handeln müssen zwar nicht zwangsläufig in Kontrast zueinander stehen, aber wenn es um die Frage geht, wie man auf die Not eines kranken Menschen »richtig« antworten kann, darf man sich nicht allein auf das theoretische Sachwissen beschränken. Dieses Sachwissen, das auch proceduralisiert werden kann, ist unabdingbar, aber es reicht nicht.

Für eine Antwort auf einen Menschen in einer bestimmten Lebenslage, in einer Situation mit einer bestimmten Seelenlage sind andere Formen des Wissens notwendig. Hier bedarf es impliziter Wissensformen, die nicht formalisierbar sind und die deswegen die Kontingenz der Situation im Blick behalten. Um hier entsprechend zu reagieren, ist es unabdingbar, über ein bestimmtes *Situationswissen* zu verfügen, um die jeweils angemessene Reaktion zu finden. Dieses Wissen kann erworben werden durch Erfahrung, nicht aber durch das Auswendiglernen von irgendwelchen formalen Vorgaben.

Es bedarf zudem eines *Beziehungswissens*. Man muss erspüren, was für eine Antwort die Beziehung zum Patienten jetzt in dieser Situation erfordert. Sie muss zur jeweiligen spezifischen Beziehung passen und darf nicht rein formalisiert sein, weil sie die Antwort eines Menschen auf die Not eines anderen Menschen ist. Wie zu antworten ist, kann nicht restlos in Regeln ausgedrückt werden, sondern hierzu sind ein Situations- und ein Beziehungsverstehen vonnöten.

Wenn man nun nach der ökonomischen Logik versucht, das implizite Wissen – all das Wissen, das nicht zweckrational und objektivierbar ist – auszublenden, wird die Interaktion zwischen Arzt und Patient zwangsläufig verkümmern. Und im Kontext dieser Verkümmerung wird auch kontrolliert: Die Ärzte und auch die Pflegenden müssen nachweisen, dass die Handlungsabläufe fachlich einwandfrei waren, so als ginge die Therapie und die Betreuung von kranken Menschen in der Einhaltung von »Betriebsvorschriften« auf. Auf diese Weise wird zusehends eine sterile Atmosphäre in den Kliniken und Ambulanzen geschaffen, die alles Persönliche als obsolet, ja gar störend erscheinen lässt.

Ärztliches Handeln kann also nicht als bloß instrumentelles, planbares und kontrollierbares Handeln verstanden werden, da ärztliches Handeln kein Produktionsverständnis erfordert, sondern Praxisverständnis. Und dieses Praxisverständnis macht eine reflektierende Urteilskraft notwendig, die nicht aufgehen kann in einer reinen Regelbefolgung, gerade weil ärztliches Handeln letzten Endes eine *Kunstfertigkeit* darstellt, die nicht restlos formalisierbar ist. Die medizinisch-ärztliche Behandlung von Patienten erfordert ein situationsangemessenes Verhalten, das eine individualisierte Antwort auf die Problemlage des Patienten vorsieht. Einen Patienten als ganzen Menschen ernst zu nehmen, heißt auch, ihn zunächst als einen nicht von Vornherein völlig bestimmbaren Menschen anzuerkennen. Genau diese grundsätzliche Unbestimmbarkeit macht die Essenz der ärztlichen Behandlung aus, die deswegen nicht als Produktion angesehen werden kann, sondern als Kunstfertigkeit.

Ärztliche Entscheidungen sind weder vollständig standardisierbar noch kontrollierbar, weil sie ein Situationsverstehen erfordern, ein hermeneutisches Vorgehen notwendig machen. Sie müssen auf *Erfahrungswissen* und auf Intuition rekurrieren und nicht bloß auf theoretisches Wissen oder auf konturierte Normen. Anders gesagt: In der ärztlichen Behandlung geht es nicht primär um die Abgleichung von Ist-Zustand und Norm, sondern um einen grundlegend kreativen Prozess, in dem etwas Neues hervorgebracht wird. Dieses Neue ist nicht nur Anwendung, sondern es ist auch eine Neuschöpfung. Dieses aus der *Kreativität* sich ergebende Vorgehen hat auch immer einen Aspekt von Improvisation (Friesacher 2007), denn wenn gar nichts improvisiert werden würde, könnte die Einzigartigkeit der Person, um die es geht, nicht zur Geltung kommen.

Daher sollte nicht nur ein Können, ein instrumentelles Handeln geschult werden, sondern zugleich ein entsprechender Habitus: die Grundhaltung, für den anderen Verantwortung übernehmen zu wollen. Gerade weil alles Handeln mit vulnerablen Patienten immer im Kontext der bleibenden Unbestimmbarkeit erfolgt, kann eine gute Behandlung ohne *persönliche* Verantwortungsübernahme nicht erfolgen.

All dies zeigt, dass der gegenwärtige Trend zur Managerialisierung und Formalisierung der ärztlichen Tätigkeit den sukzessiven Verlust von Wissensformen bedeutet, die sich nicht formalisieren lassen. Die Ökonomisierung und der mit ihr verbundene Zwang zur Rechenschaftsablegung führt logischerweise mittelbar zu einer Dekontextualisierung und zu einer Abwertung der nicht formalisierbaren Sedimente des Wissens und zu nichts weniger als zu einem Erfahrungsverlust.

## 11. Machen statt Versehen

Unter dem Diktat des strategischen Managements werden nur jene Therapien als sinnvoll erachtet, die gute Zahlen, gute

Kennziffern produzieren; hier gilt die Kommunikation von Zahlen anstelle von qualitativem Bewerten. Ärzte sollen also lernen, zukünftig sozusagen in Zahlen zu sprechen. Alles, was keine Zahlen generiert, ist bedeutungslos. Aber zu dem Nichtzählbaren gehören zentrale menschlich-professionelle Erfordernisse wie Einfühlungsvermögen, Mitgefühl, Ermunterung, Trost.

Kaum merklich vollzieht sich auf diese Weise eine radikale Veränderung des Selbstverständnisses des Arztes. Der Arzt ist nicht mehr derjenige, der hermeneutisch versucht, die Patientengeschichte zu verstehen, sondern er ist der »Macher« mit der Aufgabe, ein bestimmtes Problem in effektive Prozeduren zu gießen, es zu managen. Dadurch aber, dass sich jede seiner Handlungen an Zahlen festmachen muss, wird sein Augenmerk unweigerlich auf das sichtbare Verhalten gelenkt, auf das, was einer Prozeduralisierung unterzogen, auf das, was durch entsprechende Anordnungen als guter Outcome gemessen werden kann. Durch die Orientierung am Outcome findet eine markante Verlagerung der Aufmerksamkeit statt: Es sind nicht mehr die sozialen Umstände, die Lebensverhältnisse, die hier ins Gewicht fallen, es ist nicht mehr das Entfalten der Zusammenhänge oder das Erklären-Wollen einer Lebensgeschichte, sondern es zählt hier bloß die Fokussierung auf das zu Machende. Man konzentriert sich auf die sichtbaren Phänomene und gelangt auf diese Weise zwangsläufig nicht unter die Oberfläche. Alle therapeutischen Erwägungen erfolgen dann primär in Bezug auf das zu ändernde Verhalten, weniger in Bezug auf die Grundhaltungen oder auf die komplexen Kontexte, die das Problem hervorgebracht haben. So werden alle Nöte des Patienten geradezu ausschließlich als Herausforderungen an ein sachgerechtes Management betrachtet, als Probleme, die ein entsprechendes Interventionsprogramm erfordern. Die Ökonomisierung der Gesellschaft führt in diesem Fall also zu einer Individualisierung der Probleme und zu einer Vernachlässigung der sozialen Kontexte, zu einer Vernachlässigung soziokultureller Determinanten der Nöte des einzelnen Patienten.

Allgemeiner formuliert bedeutet die Ökonomisierung der Medizin nichts weniger als eine Geringschätzung der Problemanalyse und die Glorifizierung des strategischen Handelns. All das, was nicht unmittelbar in ein strategisches Handeln übersetzt werden kann, erhält im Zeitalter der Ökonomie schlichtweg keine Bedeutung. Das Analysieren eines Problems, das Verstehen-Wollen einer Lebensgeschichte in ihrem soziokulturellen Kontext wird dann zum überflüssigen Luxus, wenn aus dem Verstehen-Können keine konkrete Handlungsanweisung resultiert. Somit geht die Ökonomisierung mit einer Veroberflächlichung der Therapie einher.

### 12. Verlust der Ganzheitlichkeit

Im Grunde sind im »modernen« Gesundheitssystem keine wirklichen Ärzte mehr gefordert, sondern vielmehr Manager, die gekonnt die vorgegebenen Behandlungspakete zusammenbauen. Man errichtet ein System, in dem alle Tätigkeiten organisatorisch zerlegt werden. Alle Untersuchungs- und Behandlungsabläufe werden fraktioniert, weil man nur so überall effizienter werden kann. So wird heute zum Beispiel ein Patient bei seiner Einlieferung in die Klinik in der Regel nicht von dem ihn später behandelnden Arzt aufgenommen, weil die Kliniken im Sinne des Effizienzgebots die Aufnahme einem eigens dafür zuständigen Team übertragen haben, auf Kosten einer kontinuierlichen Beziehung zwischen Arzt und Patient. Überdies werden, wie wir gesehen haben, auch die Krankheiten fraktioniert; die Ärzte werden angehalten, sich nur um die Einweisungsdiagnose zu kümmern und nicht mehr um alle Leiden ihres Patienten. Das Proprium des Ärztlichen, dass der Arzt ganzheitlich denkt und den gesamten Menschen sieht und nicht nur ein Organ, nicht nur eine

DRG-Diagnose, ist bald nicht mehr gefragt. Die tayloristische Arbeitsteilung und Fraktionierung aller Abläufe führt zu einer Art Scheuklappenmedizin, weil die Ärzte unter dem Diktat einer ökonomischen Rationalität zunehmend dazu gebracht werden, das ganzheitliche Denken abzulegen. Stattdessen werden sie dafür belohnt, wenn sie sich allein auf die DRG- oder Ausgangsdiagnose und somit auf ein Teilsegment beschränken (siehe Kap. III.3).

Mehr noch: Ärzte sollen nicht nur lernen, sich auf ein Teilsegment des Patienten zu konzentrieren, sondern sollen den ganzen Krankenhausbetrieb lediglich als Organisationseinheit sehen – und bei einer perfekten Organisation, so die unterschwellige Annahme, gibt es keine Unwägbarkeiten mehr. Also geht man dazu über, alles zu schematisieren und überall formale Lösungen für die Patientenprobleme zu etablieren. Die Ärzte werden dazu angehalten, einfach nur objektive Befunde zu sammeln und immer mehr Entscheidungen allein aus objektiven Befunden heraus zu fällen – ohne den kranken Menschen selbst zu betrachten. Die Bedeutsamkeit der ärztlichen Expertise im Angesicht des konkreten Patienten wird immer weiter relativiert. Das ist eine der folgenschwersten Veränderungen in unseren Krankenhäusern. In einem auf organisatorische Effizienz ausgerichteten System unterliegt der erfahrungsgesättigte ärztliche Zugang zum Patienten einem enormen Bedeutungsverlust (Vogd 2008). Diese zentrale ärztliche Qualifikation soll nach der organisatorischen Rationalität von heute endgültig ausgedient haben. Im Zuge der exzessiven Ökonomisierung erleben wir insofern einen besorgniserregenden Trend zur Herabsetzung der Qualität des Arztberufs, im Zuge dessen wegrationalisiert wird, was der Patient sich vor allem anderen wünscht: als Person gesehen zu werden, die eine individuelle Behandlung erfährt, und nicht nur als Träger objektiver Zeichen, die standardisiert durchgeschleust werden.

## 13. Abwertung der ärztlichen Qualität

Die Herabsetzung der ärztlichen Qualifikation und Erfahrung zeigt sich auch daran, dass mit der Ökonomisierung eine immense Dokumentationswut ausgebrochen ist. Alles muss gemessen, alles belegt werden, und vor allen Dingen: Alles wird kontrolliert. Nichts mehr wird als selbstverständlich vorausgesetzt, für alles muss man Rechenschaft ablegen. Jeder Arzt fühlt sich auf diese Weise einem ständigen Generalverdacht ausgesetzt. Diese zunehmende Kontrolle kränkt die Ärzte zuweilen, weil man ihnen offensichtlich nicht zutraut, von sich aus richtig zu handeln. Diese Kontrolle hat noch eine weitere Folge: Wenn man ständig kontrolliert und nach dem Kontrollierbaren bewertet wird, fängt man selbst an, berechnend zu handeln, und irgendwann hat man diese Bewertungsstrategie selbst verinnerlicht und tut nur noch das, was kontrolliert werden kann. Alles bis dahin Selbstverständliche – dass man sich eben auch um den mitmenschlichen Kontakt, um eine harmonische Atmosphäre kümmert –, wird aus dem Fokus der Aufmerksamkeit verdrängt und zur überflüssigen Nebensache erklärt.

Natürlich ist eine gewisse Kontrolle notwendig, auch zum Schutz der Ärzte selbst. Aber die Kontrolle, die durch die Ökonomisierung jetzt über die Ärzte verhängt wird, geht über die Eindämmung von Missbrauchsmöglichkeiten hinaus. Sie erinnert vielmehr an Michel Foucaults »panoptisches Modell der Kontrolle« (siehe dazu Schäper 2006, S. 279). Die Ärzte sollen durch die Androhung einer Qualitätskontrolle dazu motiviert werden, alle Verfahren zu dokumentieren. Bezeichnenderweise wird dabei eben das Verfahren selbst dokumentiert, nicht aber das, was das ärztliche Handeln beim Patienten hinterlässt. Auf diese Weise soll eine lückenlose Durchleuchtung aller Abläufe erzielt werden; nichts soll implizit bleiben, alles muss durchsichtig werden, und doch wird dabei das Wichtigste, nämlich der Patient selbst und seine Befindlichkeit, seine Reaktion auf die Verfahren, unberücksichtigt gelassen.

Wenn Ärzte nur noch danach bewertet werden, was sie dokumentieren können, wächst in ihnen logischerweise die Frustration (siehe Kap. III.10), weil sie spüren, dass ihre eigentliche Leistung nicht abgebildet wird. Je ökonomisierter der Medizin-»Betrieb« wird, desto mehr zählt die technisch-performative Kompetenz und desto mehr wird die unabdingbar notwendige soziale Kompetenz der Ärzte unterbewertet. Je mehr ein Arzt in die Patientengeschichte investiert und sich persönlich engagiert, sich auf den Patienten einlässt, desto mehr gilt gerade dieser Arzt als betriebswirtschaftlich unvernünftig. Ärzte werden heutzutage jederzeit zur Rechenschaft gezogen. Sie müssen Rechenschaft darüber ablegen, ob sie die vereinbarten Leistungsziele erreicht haben und die Erlöse stimmen, aber nicht darüber, ob sie auch gut behandelt haben, ob ihre Patienten gut versorgt worden sind und man ihnen auch wirklich geholfen hat. Die Ärzte werden mit anderen Abteilungen verglichen oder mit Abteilungen in anderen Häusern und damit unter Druck gesetzt. Dieser Druck gilt aber nicht dem Wohl des Patienten, sondern allein den Bilanzen. So kann es vorkommen, dass ein Arzt, der sich den Patienten ganz widmet und sie zufrieden nach Hause entlassen kann, strukturell dennoch sanktioniert wird.

Das ist eine subtile Form der ideellen Verformung, weil man auf diese Weise die Ärzte implizit dazu erzieht, sich auf das Pflichtgemäße zu beschränken und sich gerade nicht persönlich über das Vorgegebene hinaus zu engagieren. Natürlich muss man kostengünstig arbeiten, aber immer mehr wird eben die ärztliche Qualität primär und nicht nur sekundär an diesem Parameter festgemacht.

Das rein auf Erlös orientierte Arbeiten »schwächt die Eigenmotivation und somit die eigentliche Stärke in diesem menschennahen Beruf« (Wild 2011, S. 38). Das ist fatal, weil es für viele Ärzte vor allem der Kontakt zum Patienten ist, aus dem sie Motivation beziehen und »Kraft schöpfen, um den anstrengenden Beruf auszuüben« (Wild 2011, S. 38); und je mehr dieser Kontakt abgewertet und unterbunden wird, desto mehr erleben dann die Ärzte ihren Beruf als sinnentleert.

Man spricht heute von Output-Orientierung, von Leistungspaketen, man spricht von Produktbildungsprozessen und Ablaufoptimierungen. Das mag alles wichtig sein, und doch erinnert es eher an einen Betrieb, bei dem es gar nicht um Menschen, sondern um die Herstellung von Gegenständen geht. Selbst die Zuwendung wird unter dem Gesichtspunkt des Output gemessen; nur so sind solche verräterischen Neologismen denkbar wie »outputorientierte Zuwendungsgewährung«.

Das qualifizierte Handeln des Arztes besteht nicht allein in der Anwendung von Regeln und Handlungsanleitungen, sondern vielmehr in dem Bemühen, eine situationsspezifische, kontextgebundene und an der Lebenswelt des Patienten orientierte Antwort auf den Kranken zu finden, eine singuläre Antwort, die erst in der Begegnung mit ihm generiert wird. Es geht hier also nicht nur um die Qualität der Prozesse, nicht nur um das Messbare, sondern letzten Endes um die Qualität des Zuhörens, des In-Beziehung-Tretens, des Sich-einlassen-Könnens, die Qualität der Begegnung mit dem kranken Menschen als Menschen. Die Ökonomisierung führt zu einer Disqualifizierung dieser nicht messbaren, aber unabdingbar notwendigen Qualitäten, die nicht zuletzt ärztliche Erfahrung erfordern. Ein funktionaler und zweckrationaler Zugang zu dem Patienten ist nur ein unzureichender Ersatz für Anerkennung, Sorge, Anteilnahme, für einen Zugang, durch den der existentiellen Erfahrung der Hilfsbedürftigkeit angemessen Ausdruck verliehen wird.

Das ärztliche Engagement, seine erfahrungsgesättigten Bemühungen um den Patienten, all das ist kein zu minimierender Aufwand, sondern die eigentliche Investition in das Gesundheitswesen, ohne die nichts erreicht werden kann. Daher muss ein Umdenken stattfinden, und die immer weiter fortschreitende Abwertung des genuin ärztlich-fachlichen und menschlichen Engagements der Ärzte muss gestoppt werden. Das Engagement der Ärzte für ihre Patienten ist die eigentliche Investition in deren Gesundheit. Das persönliche Engagement hat immer etwas Nichtinstrumentelles, es drückt einen Wert aus, es zeigt, dass es selbstverständlich ist, sich für den anderen einzusetzen, selbstverständlich und nicht bloß rentabel, nutzen- oder gar gewinnmaximierend.

Zentrale Tätigkeit des Arztes ist erst einmal der oft komplizierte Weg zur Diagnose, das systematische Durchgehen verschiedenster Differentialdiagnosen, das Sich-Herantasten an einen Befund, das behutsame Abklären, das In-alle-Richtungen-denken-Dürfen, um ja nichts zu übersehen. Wenn aber nun in den Praxen und Kliniken nur noch die Effizienz zählt und man von den Ärzten allein die Umsetzung von Algorithmen erwartet, dann werden schnelle Entscheidungen und Abkürzungsstrategien belohnt. Dabei kommt die eigentliche ärztliche Qualität gar nicht mehr zur Geltung. Das Eigentliche ärztlicher Entscheidungen lässt sich nicht einfach abbilden, es lässt sich nicht überführen in Algorithmen, weil das Eigentliche sich in den vielen informellen Gesprächen mit den Kollegen, der Pflege, den Angehörigen, in dem Prozess des Nachdenkens, in dem Einbringen von Erfahrung, Gespür und Intuition niederschlägt, und all das kann und darf nicht abgekürzt werden.

## 14. Etablierung einer Misstrauenskultur

Nicht nur im stationären Bereich, sondern auch im ambulanten findet eine Abwertung ärztlicher Qualifikation statt. Gerade im ambulanten Bereich soll der Arzt dazu gebracht werden, nach Algorithmen zu entscheiden, und es bleiben ihm kaum Ermessensspielräume. Hinzu kommt, dass es im ambulanten Bereich verordnete Mengenbegrenzungen gibt, so dass die Ärzte oft nicht nach den erbrachten Leistungen vergütet werden, sondern auch hier nach Pauschalen, die mit den Krankenkassen vereinbart werden. Ebendiese Mengenbegrenzungen richten sich – wie die DRGs – gegen die ärztliche Logik, weil sie es dem Arzt erschweren, nach rein medizinischen Kriterien zu entscheiden. Der Arzt wird in diesem System bestraft, wenn er das medizinisch Notwendige vornimmt, obwohl das Budget ausgeschöpft ist. So schiebt sich zunehmend eine medizinfremde Logik zwischen Arzt und Patient, und der Patient muss argwöhnen, dass die Empfehlung »seines« Arztes eher der ökonomischen als der professionellen Logik folgt.

Gerade im ambulanten Bereich aber werden Ärzte gebraucht, die nicht nur Algorithmen umsetzen, sondern die Lebensbegleiter ihrer Patienten sind, weil sie sie besonders gut kennen. Diese Qualität der fürsorglichen langfristigen Begleitung und der Fähigkeit zu integrativem Denken wird heute jedoch schlichtweg abgewertet und schlägt sich in der Honorierung in keiner Weise nieder. Daher haben wir es auch im ambulanten Bereich mit einem Vergütungssystem zu tun, das sich gegen die Bedürfnisse der Patienten richtet. Das Vergütungssystem bestraft finanziell die Ärzte, die im Interesse ihrer Patienten versuchen, eine Beziehungsmedizin zu realisieren, und es belohnt die Ärzte, die statt des Gesprächs, statt der Beziehung eher auf Technik, auf Invasivität setzen. Es gibt speziell im ambulanten Bereich ein finanzielles Präjudiz für das invasive Verfahren. Alle technischen Anwendungen werden hoch vergütet, das Gespräch, das Begleiten und auch der Hausbesuch so gut wie gar nicht bezahlt. Tatsächlich unterliegt auch der Hausbesuch der Mengenbegrenzung, so dass man, wenn man regelmäßig Hausbesuche machte, für die meisten gar nicht bezahlt werden würde.

Wenn man bedenkt, dass viele Ärzte sich vor allem deswegen für ihren Beruf entschieden haben, weil sie mit Menschen zu tun haben und mit ihnen eine Beziehung aufbauen wollten, verwundert es nicht, dass nicht wenige unter ihnen dieses System als eine tagtägliche Gängelung empfinden. Die von ihnen erbrachten medizinisch sinnvollen Leistungen werden schlichtweg nicht angemessen vergütet. Stattdessen werden sie in ein Korsett gezwängt – und dabei kontrolliert, jeden Tag kontrolliert. Auf diese Weise wird den Ärzten im ambulanten Bereich das Gefühl vermittelt, sie stünden jederzeit unter dem Verdacht, nicht das Richtige zu verschreiben (das wird ständig überprüft), zu viel zu machen, Krankenkassengelder zu verschwenden. Auf so einer Grundlage kann sich keine Freude am Beruf entwickeln. Überdies schiebt sich der Generalverdacht, den viele Krankenkassen implizit zum Ausdruck bringen, immer wieder zwischen Arzt und Patient. Dies nährt eine Misstrauenskultur, die unheilvoll ist für die Beziehung, insbesondere aber für das Wohl des Patienten, weil ein Patient, der systembedingt immer wieder dazu gebracht wird, seinem Arzt eher zu misstrauen als sich vertrauensvoll in seine Sprechstunde zu begeben, schwerlich genesen kann.

Der moderne Arzt, im stationären wie im ambulanten Bereich, soll zum Ingenieur für den Menschen gemacht werden, und dabei wird sein Bemühen, seinen Patienten und dessen Krankengeschichte zu verstehen, sein erfahrungsgesättigter Zugang auf den Kranken als ganzen Menschen geringgeschätzt. Zu wenig wird bedacht, dass ein Arzt nicht einfach, wie ein Ingenieur, ausrechnet, was möglich ist und was nicht, sondern dass er sich als Professioneller verpflichtet, beim Patienten zu bleiben, auch dann, wenn vieles nicht mehr möglich ist. Er erklärt seine Kunst nicht einfach für beendet, sondern verbündet sich mit seinem Patienten und begleitet ihn, er sichert ihm zu, da zu sein, weil dies zu seinem ärztlichen Auftrag gehört – auch wenn es keine Abrechnungsziffer dafür gibt.

## 15. Moralische Dissonanz und Verlust der Freude

Dadurch dass Ärzte immer mehr ihrer Entscheidungsfreiräume und damit der Identifikationsmöglichkeit mit ihrem Beruf beraubt werden, werden indirekt auch die Patienten beraubt, weil sie nur dann gut versorgt werden können, wenn ihre Ärzte aus tiefer Überzeugung und mit Freude ihren Beruf ausüben. Geht die Freude am ärztlichen Tun verloren, gefährdet dies die gute Versorgung der Patienten. Die Qualität der Betreuung hängt schließlich nicht nur von einer optimierten Regelanwendung ab, sondern auch von einem guten Miteinander auf Station, einer kollegialen Atmosphäre, einem Gefühl der gemeinsamen Verantwortung der Heilberufe. Ohne eine solche vom Gefühl der Gemeinsamkeit getragene Stimmung der Ärzte und der Pflegenden und aller anderen Berufsgruppen in den Kliniken kann keine gute Versorgung der Patienten realisiert werden. Schon gar nicht, wenn die eigentlichen Leistungsträger ihrer Arbeit nicht mit Freude nachgehen können. Die Freude am Arztsein ist eine notwendige Voraussetzung für das Gelingen der Arzt-Patient-Interaktion und damit eine Bedingung für eine qualitativ hochwertige Medizin.

Die Ärzte fühlen sich heute aber zerrissen zwischen widersprüchlichen Anforderungen: Einerseits sollen sie sich für ihre Patienten einsetzen, andererseits müssen sie helfen, die ökonomischen Unternehmensziele zu erreichen. Letztlich ist es vom System her unverantwortlich, den Ärzten diesen Konflikt aufzubürden. Und es ist auch unverantwortlich, das unternehmerische Ziel der Erwirtschaftung von Gewinnen durch die zusätzliche Belastung der Ärzte (und Pflegenden) bewirken zu wollen.

Von Seiten der Politik wird nicht selten so getan, als ließe sich das Ziel der Kostensenkung mit dem Ziel der guten Versorgung der Patienten ohne Widersprüche vereinbaren. Dies

trifft jedoch nicht zu. Es handelt sich hier um einen Zielkon-
flikt, der politisch zu lösen ist und nicht auf den Arzt abgewälzt werden darf. Damit er politisch gelöst werden kann,
muss er aber erst einmal als Konflikt beschrieben werden,
und es darf nicht vorgegaukelt werden, das Spardiktat könne
ohne jegliche Abstriche erfüllt werden.

Die Patienten haben heute ganz klar unter Beeinträchtigungen zu leiden, da sie, wie wir oben gesehen haben, zwar
handwerklich-technisch alles bekommen, aber unter Herabsetzung der psychosozialen Betreuung. Beeinträchtigungen
müssen aber auch die Heilberufe hinnehmen, weil auch an
ihnen gespart wird. Es wird getestet, wie viel Personal man
noch einsparen kann, um die Aufgaben erfüllt zu bekommen.
Das ist eine Einsparpolitik zu Lasten der Arbeitszufriedenheit
der Ärzte. Die Zufriedenheit mit ihrer Arbeit ist der Preis, der
ihnen abverlangt wird. Aber ein solcher Preis ist weder hu-
man noch wirtschaftlich. Denn die Ärzte sind eine zentrale
Ressource für die Gewährleistung dessen, wofür die Patienten
in die Kliniken, in die Praxen gehen. Die ökonomisierte Medizin ist gerade dann nicht wirtschaftlich, wenn sie zur Sinnentleerung führt, weil sie Frustration und Unproduktivität
nach sich zieht.

## 16. Individualisierung struktureller Defizite

Dass dieses System überhaupt so funktioniert und die Ärzte
das so mitmachen, liegt an der subtilen Individualisierung einer strukturell verhängten Knappheit. Die Knappheit an Zeit
und Ressourcen wird von oben festgelegt, aber es sind die
Mitarbeiter der Klinik, die damit fertigwerden müssen: Sie
müssen unter zunehmendem Druck arbeiten. Der Arbeits-
druck wird indes nicht mehr als ein von oben hergestellter
Druck erkennbar, denn er wurde längst so internalisiert, dass
er nur als das Resultat des eigenen Unvermögens, effizient zu

arbeiten, erscheint. Die erfolgreiche Strategie einer solchen Individualisierung eines strukturell vorgegebenen Defizits ist perfide, weil damit den Ärzten und Pflegenden jeden Tag ein schlechtes Gewissen gemacht wird.

Dass die Heilberufe sich bislang nicht genug gegen diese verordnete Knappheit gewehrt haben, liegt an der geglückten Strategie, die äußerlich vorgegebene Knappheit zu einem individuellen Problem des einzelnen Arztes zu deklarieren. Wenn ein Krankenhaus etwas zusätzlich erwirtschaftet, dann wird dabei billigend in Kauf genommen, dass der ökonomische Gewinn häufig zu Lasten der Arbeitszufriedenheit der Ärzte und der Pflegenden erzielt worden ist. Dieser Missachtung des Werts der medizinischen Arbeit kann nur ein Ende gesetzt werden, indem diese Arbeit als die eigentliche Investition begriffen wird, in die selbstverständlich weiter investiert werden muss: durch Programme, die eine Identifikationsmöglichkeit der Heilberufe mit ihrem Haus eröffnen, Programme, die den Ärzten verdeutlichen, dass das Haus – und die Krankenkasse – ihnen dankbar ist für den alltäglichen Dienst am Menschen.

## 17. Kalküle des Eigennutzes statt Dasein für andere

Im Zuge der beschriebenen Entwicklung verschieben sich auch die Wertmaßstäbe. Der Wert des Daseins für den anderen wird ersetzt durch den Wert der Kostensenkung. Die Hilfe für die Bedrängten, für die Schwächsten wird nicht länger als unabdingbar betrachtet, sondern zunehmend für unnötig erklärt, wenn dadurch zu viele Ressourcen »verschwendet« werden. Mit der exzessiven Ökonomisierung schwindet die Bereitschaft aller Akteure, fraglos etwas für den anderen zu tun, ohne ein eigenes ökonomisches Kalkül zu verfolgen. Genau das ist die Umwertung der Werte durch die Ökonomie. Die soziale Frage wird durch die strategische Rentabilitätsfrage ersetzt, was nichts anderes bedeutet als eine gedankliche Monetarisierung der ärztlichen Hilfe. Die Frage, wie man Menschen helfen kann, wird sukzessive durch die Frage ersetzt, wo sich Hilfe noch rentiert. Alles, was man tut, wird auf den Prüfstand gestellt und daraufhin untersucht, ob das ausgegebene Geld einen Ertrag bringt oder nicht. All die Hilfeleistungen, die nicht mit der Erwirtschaftung eines monetären Ertrages einhergehen, werden als rechenschaftspflichtig und damit als unvernünftig angesehen. Hilfe, so hat es Niklas Luhmann treffend ausgedrückt, »wird nicht mehr durch den Anblick der Not ausgelöst, sondern durch einen Vergleich von Tatbestand und Programm« (Luhmann 1973, S. 34). Das Unternehmen Therapie darf folglich nur dann gestartet werden, wenn von vornherein mit hoher Wahrscheinlichkeit ein verwertbares Ergebnis erwartet werden kann. Je unsicherer das vorzuweisende Resultat wird, desto rechtfertigungsbedürftiger wird es, sich der bedürftigen Person überhaupt anzunehmen. Ökonomisierung ist folglich stets mit der Gefahr des sozialen Rückzugs verbunden, jedoch ohne ihn als solchen zu deklarieren und ohne zuzugeben, dass er unter dem euphemistischen Vorwand der Effizienz vorgenommen wird.

Die Ökonomisierung der Medizin bedeutet daher nicht weniger als den Ersatz des Sozialen durch eine Totalisierung des Monetären. Im Zuge einer exzessiven Ökonomisierung der Medizin kommt es zu einer normativen Verschiebung, bei der der Wert der Sorge um den anderen ersetzt wird durch den Wert des kühl kalkulierten Eigennutzes.

Eine Folge dieser normativen Verschiebung ist die zunehmende Entfremdung der Heilberufe von ihrer eigenen Identität, denn schließlich haben die allermeisten Ärzte ihren Beruf deshalb gewählt, um etwas für ihre Mitmenschen tun zu können. Wäre ihnen der soziale Aspekt der Medizin gleichgültig gewesen, hätten sie wohl eher den Weg ins Labor oder in die Wirtschaft gewählt. Aber diese Ärzte wollten zu den Menschen und nicht zu den Dingen. Nun aber wird die Medizin so umstrukturiert, dass der Weg zum Menschen in der Medizin immer weiter verstellt wird.

Der Umgang mit dem Patienten wird, wie wir gesehen haben, immer mehr wie ein Umgang mit Dingen organisiert, und die Begegnung mit dem Menschen wird dadurch strukturell erschwert. Vor allem aber werden die Ärzte dazu angehalten, das Gewinninteresse des Klinikums im Auge zu behalten bzw. es gar an oberste Stelle zu setzen. Es ist die bereits erwähnte Hinterachse, die hier zur Vorderachse wird. Die Überführung der Medizin vom sozialen in einen privatwirtschaftlichen Bereich impliziert die Überführung des fürsorglichen Helfens in einen interessegeleiteten Tauschakt. Der engagierte Dienst an einer guten Sache wird ersetzt durch den kalkulierenden Austausch von Waren als Ausdruck einer wechselseitigen Instrumentalisierung im beiderseitigen Interesse. Die Hilfe wird durch die Berechnung ersetzt, die Menschlichkeit auf Legalität reduziert.

Die Überführung der Medizin in einen Wirtschaftsbetrieb bedeutet den Verlust all der Werte, die sich nicht am Kalkül des Eigennutzes und der Gewinnmaximierung orientieren. Eben deswegen erscheinen ja heute Begriffe wie Caritas, Barmherzigkeit, Hingabe oder Dienst am Menschen als durchweg antiquiert, obwohl sie es waren, die der Medizin ihre Prägung verliehen und überhaupt den Beginn der stationären Medizin ermöglicht haben. Ohne den Begriff der Caritas zum Beispiel hätte es nie eine stationäre Medizin gegeben, denn im antiken Griechenland, wo Gerechtigkeit als die höchste Tugend angesehen wurde, war eine stationäre Betreuung von Schwerkranken nicht vorgesehen. Erst die Medizin des frühen Mittelalters institutionalisierte durch die Wertschätzung solcher Tugenden wie der Barmherzigkeit die stationäre Versorgung von schwerkranken Menschen.

Hieran kann man erkennen, wie sehr sich die moderne Medizin von ihrem ureigensten Auftrag entfremdet hat – und dies, ohne es zu merken. Man spürt diese Entfremdung erst dort, wo die Ärzte eine Sinnkrise empfinden. Wenn Ärzte für ihre Patienten da sein sollen und ihnen zugleich vom System beigebracht wird, gewinnwirtschaftlich zu denken, was unweigerlich die Übernahme einer ökonomischen Vorteilslogik bedeutet, so ist das ein Widerspruch in sich und ein Einstieg in die Sinnentleerung der ärztlichen Tätigkeit.

### 18. Verlust des Vertrauens in die Medizin

»Wir machen das, woran wir verdienen.« So könnte man das neue Credo einer ökonomisierten Medizin umschreiben, deren fachliche und ethische Orientierung am Wohl des Patienten in eine Verantwortung für die Bilanzen und das Wohl des Unternehmens transformiert wurde. Mit dieser Entwicklung wird das öffentliche Vertrauen in die Humanität und moralische Integrität der modernen Medizin erschüttert. Die Vorstellung, dass ein Arzt nicht primär dem Patienten dient, verstört die Menschen zutiefst. Es sind eben keine geschäftlichen, sondern soziale Beziehungen, die den Patienten mit dem Arzt verbinden (Maio 2012). Das Vertrauen der Bevölkerung in die Medizin als einer verlässlichen sozialen Praxis ist eine Art »öffentliches Gut« (Kühn 2008, S. 300) – ein Gut, auf das jeder Bürger angewiesen ist, um Lebensqualität zu spüren. Es darf nicht geopfert werden.

Der Arzt kann deswegen nicht auf einen privatwirtschaftlich agierenden Unternehmer reduziert werden, weil er eine soziale Funktion hat und mit seinem Bekenntnis zum Arztsein das Versprechen gibt, sich primär als Helfer des einzelnen kranken Menschen zu sehen. Aufgrund dieses Versprechens darf der Arzt das Wohl des Patienten unter keinen Umständen hintanstellen. Wenn jedoch Ärzte in ihren Beziehungen zum Patienten die ökonomischen Anreize vor die medizinische Logik (also vor das Wohl des Patienten) stellen, sind sie in diesem Moment im Grunde keine Ärzte mehr, weil sie die Anwaltschaft für den Patienten aufgegeben haben. Wenn in der Arzt-Patient-Beziehung nicht mehr der Patient, sondern das ökonomische Interesse des individuellen Arztes oder des Klinikums oder der Praxis zum leitenden Gesichtspunkt wird, dann hat der Arzt die in seiner Berufsbezeichnung bereits eingeschriebene Loyalitätspflicht gegenüber seinem Patienten verraten.

Ein gesunder Mensch muss aber darauf vertrauen können, dass er im Krankheitsfall einen loyalen und vertrauenswürdigen Arzt findet, der sich gegenüber Anreizen, die ihn in einen Interessenkonflikt bringen, nicht opportunistisch verhält, sondern ausschließlich als Anwalt des Patienten handelt (Kühn 2001). Werden nun die ärztlichen Entscheidungen in einer Weise gesteuert, die die Ärzte in Konflikte zwischen ihren Eigeninteressen und der Loyalität zu ihren Patienten bringen, so steigt die Gefahr, dieses Grundvertrauen zu verlieren. Je häufiger Ärzte aus strukturellen Gründen, wie zum Beispiel durch Anreizsysteme (siehe Kap. VII), in Interessenkonflikte gebracht werden, desto höher ist das Risiko, dass sie sich »marktrational« verhalten und im Zweifelsfall gegen die Interessen des Patienten entscheiden, wenn dies den Bilanzen dient.

# V. Vom Patienten zum Kunden

## 1. Unzulänglichkeit des Kundenbegriffs für die Medizin

Im Zuge des gegenwärtigen Wandels der modernen Medizin wird nicht zuletzt der Patient zunehmend umdefiniert: Immer seltener wird er als ein notleidender Mitmensch gesehen, sondern immer häufiger als ein möglicher Verbraucher von medizinischen Dienstleistungen, als mündiger Kunde, der eine wohlinformierte Kaufentscheidung zu treffen hat. Grundsätzlich ist dies natürlich zu begrüßen, denn: Wer möchte nicht als mündig wahrgenommen werden, als Person mit eigenen Werten, eigenen Bedürfnissen, eigenen Sichtweisen? Dies ist die positive Seite der Debatte um den mündigen Patienten: Sie zeigt auf, wie wichtig es ist, im Patienten nicht einen objektiven Träger von Symptomen zu sehen, dessen Therapie sich aus dem Röntgenbild ergibt, sondern einen einzigartigen Menschen, der in seiner eigenen Weise mit diesen Symptomen umgeht und dessen Therapie sich immer nur aus der Verbindung von objektivem Befund und Gespräch mit ihm ergibt.

Aber bei den laufenden Debatten geht es gar nicht um diese Form der Mündigkeit. Vielmehr wird Mündigkeit so verstanden, dass sie dazu ermächtigt, die Patienten sich selbst zu überlassen. Von politischer Seite wird er oft als ein souveräner Verbraucher von Gesundheitsleistungen betrachtet. Das spiegelt sich auch in den neuen Begrifflichkeiten wider, die wie selbstverständlich zum Standard geworden sind: Wenn es um Patienteninteressen geht, spricht der Gesundheitsminister von Verbraucherschutz. Patienten als Verbraucher also? Als Konsumenten? Aus dem Patienten soll ein Kunde werden, aus dem Arzt ein Leistungserbringer. Diese Begrifflichkeiten aber sind gefährlich, weil sie suggerieren, es ginge in der Arzt-

Patient-Beziehung lediglich um ein zweckrationales Tauschverhältnis zwischen Anbieter und Konsument. Der Konsument kann sich auf dem Markt informieren; daher die Zunahme an Bewertungsportalen, Zunahme der Transparenz an Qualitätsdaten. Mündiger Patient zu sein bedeutet aus Sicht der Politik und der Krankenkassen, dass man eigenverantwortlich entscheidet, sich auf dem Markt eigenständig informiert und sich für die Behandlungspakete entscheidet, von denen man sich als Kunde am meisten verspricht. Wir haben es hier also mit dem Versuch zu tun, das Arzt-Patient-Verhältnis zu entpersonalisieren und radikal zu versachlichen. Es soll ein Verhältnis sein, in dem ein Produkt abgeliefert wird, streng nach vorgegebenen Qualitätskriterien und strikt nach rechtlichen Vorgaben. Man möchte nicht einen Patienten propagieren, der einen Helfer braucht, sondern den souveränen Kunden, der alles in seiner Hand hat und alles selbst entscheiden kann. Natürlich ist ein solches Verhalten auch das Beste, aber im Falle des Krankseins ist die Souveränität nicht immer sofort gegeben, sondern muss durch Unterstützung, durch Beratung, Beistand und Ermunterung erst neu ermöglicht werden.

## 2. Ignorierung der Angewiesenheit des kranken Menschen

Diese Übertragung eines ökonomischen Modells der Anbieter-Kunden-Beziehung auf die Medizin führt gerade bei ernsthaft bzw. chronisch kranken Menschen in die Irre, weil dabei die Spezifität des Krankseins nicht berücksichtigt wird. Der Patient ist nicht per se ein souveräner Mensch. Die Krankheit stürzt ihn erst einmal in eine Krise: in eine Orientierungskrise, in eine Sinnkrise, in eine Krise der Bedürftigkeit. Die Aufgabe der Medizin besteht darin, diese Krise ernst zu nehmen und alle Bemühungen daraufhin auszurichten, den Patienten durch eine ganzheitliche Unterstützung erst einmal wieder souverän zu machen, ihm zu helfen, sich im Angesicht der Krankheit neu zu orientieren. Erst wenn man diese Hilfe geleistet hat, wird man die Autonomie abfragen und ganz im Sinne des Patienten entscheiden können. Einem Menschen, der sich in der Krise befindet, einfach als unverbindlicher Dienstleistungsanbieter gegenüberzutreten, um ihn nach seinen Wünschen zu fragen, halte ich für unangemessen. Ein Mensch in dieser Situation bedarf nicht eines Anbieters, sondern eines Helfers, der Verantwortung übernimmt für die Sorge um diesen hilfsbedürftigen Menschen. Diese Sorge darf auf keinen Fall bevormundend sein, aber sie muss meist unterstützend sein. Definiert man den Patienten als souveränen Kunden, geht man stillschweigend davon aus, dass er eine solche Unterstützung nicht nötig hat. Damit autorisiert man die Ärzte dazu, ihre Patienten in ihrer Angewiesenheit mit gutem Gewissen alleinzulassen (Maio 2012).

Beziehungen zwischen Anbieter und Kunden haben sich in vielen Bereichen des Lebens als segensreich erwiesen, weil sie nicht per se unfair sind. Der Begründer der Nationalökonomie Adam Smith hat seinerzeit betont: »Nicht von der Wohltätigkeit des Fleischers, Brauers oder Bäckers erwarten wir unsere Mahlzeit, sondern von ihrer Rücksicht auf ihr eigenes Interesse. Wir appellieren nicht an ihre Humanität, sondern an ihre Eigenliebe; wir sprechen nie von unseren Bedürfnissen, sondern von ihren Vorteilen.« (Smith 1978, S. 17) Reine Tauschbeziehungen können eine Bedingung für Wohlstand darstellen. Aber sie sind nur dann nicht unfair, wenn gewährleistet ist, dass beide Parteien in einer gleich guten Position sind. Genau hier muss die Kritik an einer ökonomisierten Medizin ansetzen. Denn wenn Medizin als Markt verstanden wird, so geht man implizit davon aus, dass der Kranke ein Mensch ist, der – dem Kunden gleich – frei nach Dienstleistungen sucht. Dies mag für Patienten funktionieren, die sich nicht in einer existentiellen Krise befinden. Patienten in Not hingegen befinden sich in einer schwachen Position;

sie können sich gerade nicht auf die Suche nach Gesundheitsleistungen machen, weil sie auf diese Leistungen, sprich: die ärztliche Hilfe, gar nicht verzichten können.

Krankgewordene Menschen sind existentiell bedürftige Menschen; schon deswegen sind sie vom Ansatz her kaum geeignet für rein kommerzielle Beziehungen. Kranke Menschen haben nicht – wie souveräne Kunden – die Möglichkeit und den inneren wie äußeren Freiraum, die einzelnen Produkte erst zu prüfen und miteinander zu vergleichen, bevor sie sie in Anspruch nehmen (Deppe 2002). Patienten sind angewiesen auf jemanden, der ihnen hilft, und oft auch auf medizinische Produkte, ohne die sie unter Umständen nicht weiterleben könnten. Von Kundensouveränität kann hier somit keine Rede sein. In einer solchen Beziehung mit einem angewiesenen Menschen hält der Anbieter der unverzichtbaren Dienstleistung grundsätzlich »alle Karten in der Hand« (Welie 2000, S. 46). Während der Markt angesichts einer solchen Schwäche in der Regel mit Ausbeutung reagiert, kann eine ärztliche Antwort darauf nur der Schutz des Patienten sein.

In der Konfrontation mit der Krankheit ist der Patient auf ein Gegenüber angewiesen, das sich auf ihn einlässt, auf eine Person, die sich in gewisser Weise mit ihm als Menschen identifiziert. Eine Person, die seine Perspektive einzunehmen bereit ist und die es durch Teilnahme und Begleitung ihm erst ermöglicht, zu sich zu finden. Bei einem Kunden würde man dieses Engagement in die Beziehung, in die Ausbildung einer authentischen Willensbildung nicht voraussetzen. Und wenn man beim Kunden die Perspektivübernahme stärkte, so nicht etwa, um ihm dabei zu helfen, seinen eigenen Weg zu finden, sondern um ihn mit geschickten rhetorischen Mitteln dazu zu bringen, das zu kaufen, was man selbst gerade anzubieten hat.

Es sind zwei ganz unterschiedliche Welten, ob man sich mit einer Person um ihrer selbst willen identifiziert und sich in sie einfühlt, weil man möchte, dass es ihr gutgeht, oder ob man sie mit gewissen Strategien zum Kauf dessen bringen möchte, was dem Verkäufer nutzt. Die Politik redet gern von Kunden, weil sie das ökonomische Credo einer souveränen Position von Arzt und Patient für selbstverständlich hält, aber im Grunde verschleiert sie mit der Rhetorik der Mündigkeit lediglich die Unsicherheit, Schwäche und Notlage eines kranken Menschen. Sie tut so, als gäbe es diese Bedürftigkeit gar nicht und als wüsste der »starke« Patient von sich aus, was er kaufen will. Nach dieser Leitidee läge die einzige Aufgabe der Ärzte darin, dem Patienten alle Informationen zur Verfügung zu stellen, am besten über das Internet, und schon hätte man seine Pflicht getan. Mag sein, dass die Politik sich vornehmlich auf diese äußeren Rahmenbedingungen konzentrieren darf, aber ein Arzt darf das nicht. Weil er als Arzt sich dem Wohl des Patienten verschreibt und eben nicht dem unengagiert-unparteiischen Angebot von unverbindlichen Dienstleistungen. Kunde und Patient, das passt einfach nicht zusammen.

Wie kann man überhaupt angesichts von Krankheit noch von freier Wählbarkeit sprechen? Die Krankheit ist gerade das Nichtausgesuchte, sie sucht den Patienten vielmehr heim, und er kann dann nur noch darauf reagieren, aber wirklich wählen wie ein Kunde kann er nicht.

Hinzu kommt, dass man im Wirtschaftsleben, um das Geschäft zu beleben, auf eine möglichst effektive Kundenbindung zielt. Man ist bestrebt, den Kunden dazu zu bewegen, auch in Zukunft und möglichst ständig beim gleichen Anbieter zu kaufen. Gerade hier zeigt sich ja die Paradoxie, die sich auftut, wenn wir von Patienten als Kunden sprechen, denn das Ziel der Medizin muss es doch sein, den Patienten so weit zu bringen, dass er frei wird von der Notwendigkeit, medizinische Leistungen in Anspruch zu nehmen. Würde man den Patienten tatsächlich als Kunden ansehen und ihn so behandeln, dann richtete man sich gegen das eigentliche Ziel der

Medizin. Daher widersprechen die Krankenkassen sich selbst, wenn sie einerseits von Kunden sprechen und andererseits streng normieren, welche Leistungen welcher Kunde wie lange erhalten darf. Das heißt ja nichts anderes, als dass man der Wahlentscheidung des Patienten durch die vielen Vorgaben keinen Freiraum lässt, dies aber nicht offen deklariert, sondern den Krankenkassenkunden allein durch die Verwendung der Terminologie suggeriert, die eigentliche Wahlentscheidung läge bei ihnen.

Im Umkehrschluss ist zugleich zu bedenken, dass sich im Bereich der Wahlleistungen, im Bereich der privaten Patienten, wo die Normierungen nicht so greifen, ein gefährlicher Trend auftut: Ärzte werden tatsächlich durch das ökonomisierte System dazu angehalten, ihren Kunden so viel wie möglich zu verkaufen. Den allerwenigsten wird dabei jedoch bewusst, dass diese – aus ökonomischer Sicht ja selbstverständlich – angepeilte Kundenbindung die Ärzte dazu verleitet, das eigentliche Ziel ihres ärztlichen Auftrags aus den Augen zu verlieren.

### 3. Von der Leidenslinderung zur Weckung neuer Bedürfnisse

Zwischen der Identität des Patienten und der Identität des Kunden gibt es eine grundlegende Differenz. Der Kunde wird lediglich als Kunde wahrgenommen; seine Identität wird auf seine Kaufkraft und sein Konsumverhalten reduziert. Eine darüber hinausgehende Identität ist dem wirtschaftlichen Blick auf den Kunden in der Regel fern. Wer keine Kaufkraft besitzt, ist für den Markt nicht interessant.

Anders ist die Wahrnehmung beim Patienten. Dessen Identität beschränkt sich gerade nicht auf seine Kaufkraft und sein Konsumverhalten, sondern er wird idealerweise als Mensch wahrgenommen, in all seinen Facetten und Bedürfnissen. Wenn nun die moderne Medizin im Zuge der Marktorientierung den Patienten zum Kunden macht, wird der Kunde zwar König sein, aber nur um den Preis, dass er allein als Konsument und mit Blick auf seine »Kaufkraft« ernst genommen werden wird. Die Umfunktionierung des Patienten zum Kunden ist daher gleichbedeutend mit der Ausblendung seines Menschseins und mit seiner Instrumentalisierung zum Zwecke der Gewinnmaximierung. Diese Tendenz lässt sich etwa bei der ästhetischen Chirurgie deutlich erkennen. Dort erfüllt die moderne Medizin nicht nur Wünsche, sondern weckt durch Angebote und durch Werbung auch neue Wünsche, die ansonsten nicht aufgekommen wären.

Ob ästhetische Chirurgie, kosmetische Dermatologie oder ästhetische Zahnheilkunde, ob Anti-Aging-Präparate, Brustimplantate oder Sectio auf Wunsch, ob Wachstumshormone für Kinder, Sexualhormone gegen das Altern oder Mittel zur Abschaffung des beschwerlichen Menstruationszyklus, ob Psychopharmaka bei nicht krankhafter Verstimmung oder Ritalin zur Ruhigstellung von nicht kranken Kindern, ob IGEL-Leistungen jeglicher Art – die wunscherfüllende Medizin von Dienstleisterärzten hat schon längst Eingang in den Alltag der modernen Medizin gefunden. Was der moderne Arzt anbietet, ist damit kein persönlicher und unverwechselbarer Dienst am Menschen, sondern die Lieferung eines Produktes, bei dem es lediglich darum geht, dass es »einwandfrei« ist und garantiert funktioniert. Ob die mit der Verwendung des Produktes verfolgte Zielsetzung gut und für den Konsumenten hilfreich ist, spielt in einem solchen Dienstleistungsdenken keine Rolle. Solange der Dienstleisterarzt hier ausreichend über die Risiken informiert, hat er – nach dieser Logik – seiner »moralischen« Verpflichtung Genüge getan und kann sich vermeintlich jeglicher weiterer Verantwortung entledigt fühlen.

Konfrontiert man aber die manchmal utopischen Ansprüche des modernen Menschen an die Medizin – ein Leben ohne Leiden, ohne Beschwerden, ohne Verzicht – mit einer

Ärzteschaft, die sich selbst nur als unverbindlicher Wunscherfüller versteht, so wird schlagartig klar, dass das Zusammentreffen von zwei äußerst problematischen Grundauffassungen von Patient und Arzt zur Folge hat, dass sich unter dem Deckmantel der Medizin ein rastloses Gewerbe ohne Maß und ohne Ziel vollzieht.

Wenn der Patient zu einem Kunden wird, verändert dies auch die Einstellung der Ärzte. Auch ihnen geht es dann nicht mehr primär um eine Antwort auf die Bedürftigkeit des Menschen, sondern lediglich um die Erfüllung eines vorgegebenen Solls im Rahmen eines reinen Dienstleistungsdenkens, das sich wenig von dem eines anderen Vertreters einer beliebigen Dienstleistungsbranche unterscheiden dürfte. Innerhalb eines solchen Denkens sehen die Ärzte immer weniger ein, weshalb sie eine über ihre Berufspflicht hinausgehende Versorgung erbringen, weshalb sie Sorge um den Patienten tragen sollten. Als Dienstleistungsanbieter entledigt man sich allmählich des Verpflichtungsanteils, der Verantwortung für den Patienten. Die einst übliche professionelle Haltung der Ärzte, die eine Identifikation mit ihrer Tätigkeit implizierte und die von den meisten auch als sinnstiftend empfunden wurde, wird heute von den Ärzten immer weniger mit Erfüllung als vielmehr mit Verzicht assoziiert. Nicht zuletzt deswegen, weil die heutigen Ärzte für eine solche sorgende Rolle für den Patienten weder finanziell noch emotional entlohnt werden, was mit den beschriebenen Anreizsystemen zu tun hat. Die Einführung kommerzieller Termini verändert schlechterdings alles.

### 4. Werbung für ärztliche Hilfe?

Durch die Übernahme ökonomischer Leitgedanken haben wir es, wie gesagt, zunehmend mit einer Entpersonalisierung zu tun; ihr ist eine Versachlichung und Verrechtlichung der

Beziehungen vorausgegangen. Diese Entpersonalisierung macht es überhaupt erst möglich, dass sich das »Angebot« der Ärzte wandelt und zwischen Arzt und Patient nicht mehr nur Interaktionen erfolgen, die man als notwendige Hilfeleistungen beschreiben könnte. Soll die ökonomische Logik zum zentralen Leitgedanken werden, ist nicht mehr einzusehen, warum Ärzte nur Hilfeleistungen anbieten sollen; es wäre ja viel lukrativer, könnte man die Leistungen nicht als Hilfsangebote, sondern einfach als Konsumgüter betrachten.

In einer Medizin, die sich als Markt versteht, verändern sich die Interaktionen, und so werden neue »Produkte« entstehen und angepriesen. Produkte, die nicht mehr dem Heilen und Helfen dienen, sondern nur noch der Absatzsteigerung. Produkte, die sich dann auch nicht mehr an Patienten richten, sondern zunehmend an gesunde Menschen, gerade weil dort die Absatzmöglichkeiten erheblich größer sind. Auf diese Weise wird dem Arzt allmählich beigebracht, dass er auch überflüssige Diagnostiken und Behandlungen anzubieten hat, denn: Es rechnet sich. Die Ökonomisierung führt also zur Marginalisierung der medizinischen Indikation (siehe Kap. VII.4) und damit zur Anpreisung von nicht notwendigen Waren auf dem Medizinbasar.

Im Zuge der Ökonomisierung sucht die Medizin immer mehr nach Absatzmärkten für ihre Produkte. Es ist kein Zufall, dass das Werbeverbot für Ärzte, das über Jahrhunderte galt, vor wenigen Jahren relativiert, wenn nicht aufgehoben worden ist. Denn da Medizin keine soziale Praxis mehr sein soll, sondern ein Unternehmen, muss dieses Unternehmen auch Werbung betreiben dürfen. Doch Werbung im Medizinsektor ist fatal, weil Ziel des Werbenden ist, etwas zu verkaufen. Gibt der Arzt sich als Werbender zu erkennen, macht er deutlich, dass für ihn das Verkaufen und nicht das Heilen im Vordergrund steht. Wie jedoch soll ich einem Arzt vertrauen, wenn er zugleich ein Verkäufer ist, ich mich aber zwangsläufig in meiner Not an ihn wenden müsste? Der Arzt als Werbetreibender gibt mir doch zu erkennen, dass er seinen Beruf vornehmlich ausübt, um seinem Eigeninteresse zu folgen, und weniger, um dem Gemeinwohl zu dienen. Mit seiner Werbung profanisiert er seinen Beruf, da er seine ärztlichen Fähigkeiten zu den gewöhnlichen Leistungen eines Dienstleistungsbetriebs degradiert.

Überdies steht der Arzt, der für seine »Produkte«, für sein »Können«, für seine Exzellenz Werbung betreibt, natürlich in Konkurrenz zu anderen Ärzten, die angeblich nicht so gut sind wie er. Implizit behauptet er damit, dass es keine Identität der Profession gibt, keine professionsinternen Regeln und Standards, sondern dass der Zusammenhalt der Profession, die für eine normative Einheit sorgt, nicht greift und dass sich innerhalb der Medizin nur Einzelkämpfer tummeln. Kollegen werden so zu Konkurrenten, die um die Gunst ihrer Patienten buhlen, und sei es auf Kosten des anderen.

Sicher, Ärzte standen immer schon in einem Konkurrenzverhältnis zueinander, aber nichtsdestotrotz hat es stets Bestrebungen gegeben, dieser Konkurrenzsituation zum Trotz homogene und einheitliche Normen innerhalb der Ärzteschaft durchzusetzen, weil alle wussten, dass die Ärzte die Vertrauenswürdigkeit ihrer Profession einbüßen, wenn sie nicht zu einer normativen Einheit finden. Diese Bestrebungen zu einer einheitlichen Linie mögen je nach Epoche mehr oder weniger erfolgreich umgesetzt worden sein, aber was die heutige Zeit von der Vergangenheit so grundlegend unterscheidet, ist die Tatsache, dass gegenwärtig die Notwendigkeit einer inneren Identität, eines normativen Zusammenhalts aller Ärzte als solche in Frage gestellt wird und so getan wird, als könne man auf eine professionseigene Linie bewusst verzichten, weil Ärzte als Privatunternehmer betrachtet werden und nicht länger als Vertreter einer dem Gemeinwohl verpflichteten Profession. Der Werbung betreibende Arzt ist offenkundiges Zeichen dieser grundlegenden Umorientierung der inneren Identität der Ärzteschaft. Wem jedoch kann ein ernsthaft kranker Mensch zukünftig auf dem öffentlichen Markt der vollmundigen Anbieter wirklich vertrauen?

### 5. »Nichts ist unmöglich« — Kultivierung der Machbarkeit

Durch die marktorientierte Medizin werden häufig unnötige, manchmal gar falsche Begehrlichkeiten geweckt. Nun könnte man einwenden, wenn doch die Menschen zum Beispiel bestimmte Optimierungsmittel wünschen, warum sollen diese dann nicht auch verkauft werden? Man muss aber fragen: Was ist das für eine Medizin, die den Menschen suggeriert, dass sie nur mit Pillen glücklich werden können? Was ist das für eine Medizin, die den Menschen glauben machen will, dass sie so, wie sie sind, nicht gut sind, sondern erst dann gut werden, wenn sie diese Produkte gekauft haben? Die Medizin, die solche wunscherfüllenden Produkte verkauft, macht sich an vielen Stellen selbst zum Opfer der Ökonomie, nicht nur weil sie verkauft, statt zu sprechen, sondern weil sie die Denkmuster der Ökonomie so sehr verinnerlicht hat, dass sie dies gar nicht mehr merkt.

Die Verbindung von Markt und Technik kennt kein Ergebnis, mit dem man sich zufrieden zeigen kann. Der Markt und die Technik – bzw. die Menschen, die in einem Marktsystem mit technischen Produkten arbeiten – unterliegen einem Diktat der Verbesserung, einer Spirale der weiteren Perfektionierung, der Steigerung, der Beschleunigung. In Ermangelung einer Vorstellung dessen, wann der Punkt gekommen ist, um das Seiende einfach stehen zu lassen, wird in einem solchen System immer nur versucht, das Seiende zu überbieten durch ein Noch-Schneller, Noch-Weiter, Noch-Kleiner, Noch-Mehr. Dieses Immer-noch-Mehr beruht auf einer mangelnden Vorstellung vom idealen Zustand und auf einer Glorifizierung der Effizienz. Je schneller, desto besser, je mehr, desto besser usw. lautet das Credo. Mag diese Parole im Umgang mit bestimmten Utensilien hilfreich sein, im Kontext der Medizin ist sie nicht in jedem Fall anwendbar.

Vor allem bei der Diskussion um die Optimierung des Menschen zeigt sich doch, dass die Hochschätzung des Immer-Mehr dort an ihre Grenzen stößt, wo das Nicht-Mehr sinnvoll wäre. Der Mensch ist eben keine Maschine, die umso besser ist, je schneller sie arbeitet; er braucht Effizienz genauso wie Muße, er braucht schnelles Erreichen von Zielen, aber auch die Wendungen des Lebens, er braucht den Widerstand, um überhaupt zu reifen. Alles – bis hin zum Menschen selbst – einfach schneller, schöner, »perfekter« zu machen, bedeutet nicht automatisch, dem Menschen selbst damit einen Dienst zu erweisen. Bezogen auf das Menschsein ist ein Weniger, ein Entschleunigen, ein Innehalten häufig der Weg zum Ziel, sofern man als Ziel ein erfülltes Leben versteht und nicht das schnelle Produzieren.

Im Kontext einer ökonomisch dominierten Medizin gibt es eine gewisse Scheu, überhaupt von Grenzen zu sprechen. Man zieht es vor, lediglich vom Potential des Machbaren zu sprechen – man macht Versprechungen. Die Medizin wird gerade dem Patienten, dem alles verheißen wird, dem jede Garantie gegeben wird, nicht gerecht, weil sie ihn täuscht und falsche Erwartungen weckt. Eine humane Medizin müsste über jede Betonung der Hoffnung hinaus auch das Scheitern ehrlich ansprechen. Fatalerweise aber können es sich die modernen Kliniken als Wirtschaftsunternehmen nicht leisten, das Scheitern, die Nichtgarantierbarkeit zu thematisieren, weil sie glauben, ansonsten Umsatzeinbußen hinnehmen zu müssen. Stattdessen betreibt jede Klinik Marketing und wirbt mit ihren Möglichkeiten. Selbstverständlich verweist sie nicht auf ihre Grenzen, da Werbung sich nur schlecht mit den Grenzen des Machbaren verträgt. Innerhalb eines Unternehmens Krankenhaus (»Gesundheitszentrum«), das für sich Werbung betreibt, muss alles möglich, alles machbar sein. Ein gutes Marketing darf keinen Raum für Unsicherheit oder etwaiges Scheitern lassen – und nimmt dabei in Kauf, den Patienten und seine Not letztlich nicht ernst zu nehmen.

Eine humane Medizin müsste die vorgegebenen Grenzen thematisieren. Im Angesicht der Nichtplanbarkeit von Krankheit und der Nichtgarantierbarkeit von Heilung dürfte eine humane Medizin keine Scheinsicherheit vorgaukeln. Sie müsste vielmehr darauf abheben, im Umgang mit dem Patienten früh genug auch das Scheitern zur Sprache zu bringen und das Sich-Anfreunden mit dem Gegebenen als ernsthafte Therapieoption im Blick behalten. *Medicus curat, natura sanat*, »der Arzt behandelt, die Natur heilt«, lautet ein hippokratischer Aphorismus, den zu akzeptieren heute oft schwerfällt. Und doch müsste man sich neu eingestehen, dass eine seriöse Medizin die Heilung nicht garantieren kann. Hilfe für Menschen, die in Not sind, wird insofern auch darin bestehen müssen, diese Menschen dabei zu unterstützen, auch im Falle des Scheiterns der Therapie eine Möglichkeit zu finden, die Krankheit innerlich zu bewältigen und auch mit ihr leben zu lernen.

## VI. Vom Vertrauensverhältnis zum Vertragsverhältnis

Der moderne Arzt in einer ökonomisierten Medizin, so haben wir gesehen, verwandelt sich zunehmend zu einem Anbieter von Gesundheitsleistungen. An die Stelle einer Fürsorgebeziehung zum Patienten tritt eine unverbindliche Dienstleistungsbeziehung. Der Dienstleister-Therapeut soll innerhalb des Industriekomplexes Gesundheitswesen nicht mehr anbieten als eine Sachleistung, die im Rahmen eines Vertrages abgewickelt wird. Der Vertrag kann im Vorfeld genau gemustert werden, und man geht mit der Etablierung der Vertragskriterien keine Risiken mehr ein. Man ersetzt das eigentliche Vertrauensverhältnis, bei dem man emotional in die Persönlichkeit investiert, durch ein sichereres Verhältnis, bei dem man das vage und diffuse Vertrauen-Können durch das evidenzgesicherte Überprüfen-Können ersetzt. Dass man aber in der Ablösung des an die Persönlichkeit gebundenen Vertrauensverhältnisses durch ein sachlich-unpersönliches Vertragsverhältnis den Kerngehalt dessen aufgegeben hat, worauf der hilfesuchende Patient existentiell angewiesen ist, wird hier kaum bedacht.

Ein Mensch in einer Krisensituation braucht keinen ausgewiesenen Ingenieur, bei dem alle Zahlen stimmen, sondern eine Persönlichkeit, bei der er sich aufgehoben fühlt. Diese Angewiesenheit auf Vertrauen ist für den Patienten sicher gefährlich, weil er sich damit in einer schwachen Position befindet, die natürlich auch ausgenutzt werden kann. Aber die Hoffnung auf eine Persönlichkeit, von der man verstanden wird, die Sehnsucht des Hilfesuchenden nach einer Vertrauensperson wird man nicht durch die Lieferung eines perfekten Produktes abstellen können. Die Sehnsucht bleibt. Und das fehlerfreie Funktionieren wird diese Hoffnung des Patienten nicht wirklich befriedigen können, weil es hier um die ganze Existenz geht, um existentielle Erfahrungen, die Persönlichkeiten erfordern und keine Techniker.

In der Kombination aus ärztlicher Kunst und vertrauenswürdiger Persönlichkeit liegt die eigentliche Verheißung einer guten Medizin. Der moderne Trend aber ignoriert die Notwendigkeit der Persönlichkeit und reduziert die Kunst der Medizin auf eine modularisierte Fertigkeit, streng nach Leitlinie und naturwissenschaftlich erhobener Empirie. Die Verbindung von Ökonomie und Naturwissenschaft macht aus der Kunst ein Handwerk und erklärt die Persönlichkeit des Arztes für unerheblich. Aber das ist zu wenig für eine gute Medizin.

Wir leben also in einer Zeit, in der der vertragliche Tausch als Paradigma ökonomischer Verhältnisse alle Bereiche sogar des sozialen und privaten Lebens bestimmt. Aber ein solcher Vertrag reicht nicht aus, um dem Patienten gerecht zu werden. Da die moderne Medizin sich gegenwärtig geradezu ausschließlich nach dem Vertragsmodell organisiert, muss man sich fragen, was es überhaupt heißt, eine Beziehung als Vertragsbeziehung zu klassifizieren. Alle Abläufe in den Kliniken werden so aufgebaut, als ginge es im Umgang mit Patienten allein um die Realisierung eines auf den Vertrag reduzierten Verhältnisses zwischen Patient und Arzt. Vor diesem Hintergrund seien in Anlehnung an die Arbeiten von Marcel Hénaff sechs Charakteristika eines bloßen Vertragsverhältnisses zwischen zwei Menschen benannt, die allesamt zugleich die Engführung der modernen industrialisierten Medizin verdeutlichen können (Hénaff 2009).

## 1. Der Vertrag als das Vorgefertigte

Im Vertrag ist genau beschrieben, worin die Pflichten der jeweiligen Vertragspartner bestehen und in welcher Weise diese zu erfüllen sind. Der Vertrag legt fest, was zu tun ist, und lässt keinen Freiraum für situationsangemessenes Handeln. Der Vertrag reagiert nicht auf eine spezifische Situation, auf eine konkrete individuelle Not, er ist bereits vorher fest konturiert worden und diktiert die Handlungen der Vertragspartner im Vorhinein. Der Vertrag ist also keine direkte Reaktion, sondern ein Vorlaufen. Er lässt letzten Endes keinen Dialog zu, sondern ist antidialogisch ausgerichtet. Reduziert man das Arzt-Patient-Verhältnis auf ein Vertragsverhältnis, dann geht es um die Umsetzung des Vorgefertigten und gerade nicht um einen kreativen Prozess des allmählichen Herausfindens, was für den Patienten gut ist. Wäre der Vertrag tatsächlich das Modell für die Arzt-Patient-Beziehung, bräuchte man eigentlich gar kein Gespräch mehr zwischen den »Vertragspartnern«, sondern nur die Wahl der richtigen Vertragsmuster, die dann stur umgesetzt werden müssten. Eine Adaptation des Vertragstextes an die Situationen, die da kommen werden, ist innerhalb eines Vertragsverhältnisses nicht vorgesehen. Alles ist vielmehr von vornherein festgelegt.

## 2. Unpersönlichkeit des Vertrages

Grundlage des Vertrages ist ein abstraktes Vertragsgut, in der Medizin also die Lieferung einer einklagbaren Dienstleistung. Der Gegenstand des Vertrages ist formalisiert, er ist ein abstraktes Gut, das zwangsläufig schematisiert werden muss. Und auch die Vertragsperson wird schematisiert. In einem Vertrag kann zwar benannt werden, wer die Pflichten zu erfüllen hat, aber es kommt nicht auf die Persönlichkeit an und

nicht auf die Beziehung; die Vertragsperson bleibt unpersön-
lich. Der Vertrag setzt etwas voraus, das sich gegen eine echte
Beziehung wendet: die Notwendigkeit, den Vertragsinhalt in
einer entindividualisierten Form zu gewährleisten. Bezogen
auf die Medizin lässt sich sogar sagen, dass es zum Beispiel
innerhalb eines reinen Dienstleistungsvertrages in der Klinik
gleichgültig ist, ob diese Person oder eine andere mit gleicher
Qualifikation die Vertragskriterien erfüllt. Innerhalb eines
solchen Dienstleistungsvertrages bleiben die Vertragspartner
grundsätzlich austauschbar. Es ist nicht an eine bestimmte
Person gebunden, wenn der Patient einen Anspruch auf eine
stationäre Behandlung hat. Es kommt nicht auf eine bestimmte Person in ihrer Unverwechselbarkeit an, sondern im Gegenteil soll gerade die Unverwechselbarkeit als Störgröße getilgt werden, damit man überhaupt einen solchen Vertrag
abschließen kann.

### 3. Egologik des Vertrages

Einen Vertrag schließt man ab, um die eigenen Interessen zur
Geltung zu bringen. Sicher dient er auch dem Ausgleich der
Interessen, weil jeder Vertragspartner auf die Implementierung der je eigenen Interessen achten wird. Aber diese Orientierung an dem Eigenen ist ein Grundzug des Vertrags. Daher
ist der Vertrag letzten Endes das Gegenteil des sozialen Engagements. Er soll das Engagement sozusagen überflüssig machen, indem die vertraglichen Leistungen genau definiert
werden. Der Vertrag sieht also keine Hilfsbereitschaft vor und
auch nicht, dass man sich als Vertragspartner Gedanken über
das Wohlergehen des anderen macht. Es genügt, seine vereinbarten Pflichten zu erfüllen, weil beim Vertrag jeder an sich
denken soll.

Das Verhalten der jeweiligen Vertragspartner ist genau beschrieben; es lässt keine Deutungen und Abweichungen zu –

und ihr Verhältnis findet sein Ende mit der Bezahlung und Lieferung. Es bleibt keine Schuld übrig, keine Verbindlichkeit und vor allem keine Beziehung. Die Beziehung ist jedenfalls nicht einkalkuliert im Tausch, der ja gerade durch die Unabhängigkeit der Tauschpartner charakterisiert ist, weil er den Anspruch der Objektivität hat. Anders ausgedrückt: Innerhalb einer solchen Tauschbeziehung endet man nach Vollzug der korrekten Verfahren im Leeren; jenseits des erworbenen Tauschguts bleibt nichts übrig, keine tiefere Empfindung. Das vertraglich festgelegte Gut wird ausgetauscht, und damit ist alles erledigt. Der Vertrag geht folglich gerade nicht mit einer genuin moralischen und persönlichen Verpflichtung einher. Man erwartet vom Vertragspartner keine persönliche Verpflichtung. Diese ist unnötig, weil die Vertragskriterien bereits alles abgegolten haben. Hénaff hat den Vertrag als den »Tausch des banalen Lebens« beschrieben (Hénaff 2009, S. 474), dem es an Würde fehle und der auf Dinge, auf Sachen, auf Gegenstände anwendbar sei. Für den profaneren Teil des Lebens mag der Vertrag genügen, aber für Menschen in Not? Für Menschen, die mehr brauchen als eine Sachleistung, kann der Vertrag zwar den Rahmen angeben, aber kein Gefühl des Aufgehobenseins, kein Gefühl des Getragenseins vermitteln.

## 4. Verlust des sozialen Bandes durch den Vertrag

Wenn allein die rechtlichen Regeln das Verhältnis bestimmen, dann besteht keine persönliche Nähe und somit kein Bewusstsein der moralischen Verbundenheit; es sind dann moralisch Fremde, die sich gegenübertreten. Daher entlässt der Vertrag den Menschen nicht aus seiner Einsamkeit, gerade weil er keine Nähe zu vermitteln vermag oder überhaupt zu vermitteln gedenkt. Und so geht es auch gar nicht darum, authentische Gefühle aufkommen zu lassen. Im Gegenteil: Gefühle dürfen beim Vertrag keine Rolle spielen. Die Vertragsbeziehung ist dazu verurteilt, oberflächlich zu bleiben. Sie muss sachdienlich sein, weshalb sie die Gefühle nicht als Kern der Beziehung ansieht, sondern sie außen vor lässt oder nur so weit berücksichtigt, dass die Einhaltung des Vertrags gewährleistet wird. Auch Gefühle werden hier also instrumentell gesehen. Genau das ist der springende Punkt: Der Vertrag bindet die Menschen, aber er verbindet sie nicht, eine Vertragsbeziehung ist schlichtweg keine soziale Beziehung.

Die Überbetonung des Vertrags als Modell des Marktsystems führt, so können wir zusammenfassen, zum Verlust des sozialen Bandes. Das hat schon Max Weber erkannt, indem er gesagt hat: »Wo der Markt seiner Eigengesetzlichkeit überlassen ist, kennt er nur Ansehen der Sache, kein Ansehen der Person, keine Brüderlichkeits- und Pietätspflichten, keine der urwüchsigen, von den persönlichen Gemeinschaften getragenen menschlichen Beziehungen.« (Weber 2009, S. 55)

## 5. Zur Notwendigkeit eines sozialen Bandes zwischen Arzt und Patient

So notwendig die Vertragsbeziehung auch ist, so sehr besteht die Gefahr der Indifferenz, weil mit dem reinen Tauschverhältnis eine Art Recht auf Gleichgültigkeit transportiert wird (siehe Kap. IV.9). Je mehr der Vertrag als zentrales Paradigma gepriesen wird, desto mehr wird die soziale Frage auf eine »effiziente Sozialität« (Hénaff 2009, S. 527) reduziert, bei der es nicht mehr primär um authentische Helferbeziehungen, um persönliche Bindungen geht, sondern um formale Regelbefolgung. Mit der Propagierung der Vertragsbeziehung in der Medizin sollen stillschweigend die persönlichen Beziehungen zum Patienten weitestmöglich dezimiert werden, da jede persönliche Betreuung das allein auf Effizienz ausgerichtete Sozialsystem und dessen Reibungslosigkeit und Operationalisierbarkeit in Frage stellen könnte. Je unpersönlicher das

System ist, desto besser lässt es sich kontrollieren, überwachen, steuern, sprich: managen. Unter der Vorherrschaft des Effizienzdenkens wird dadurch die abstrakte, zweckmäßige Vertragsbeziehung zur einzigen, die betrieblich legitimiert erscheint.

Indem wir Vertragspflichten einhalten oder indem wir das Arzt-Patient-Verhältnis als ein Vertragsverhältnis beschreiben, entreißen wir diesem Verhältnis die genuin moralische Komponente. Die Vertragspflicht zu erfüllen ist nicht wirklich der Kern der Moral. Wenn man nämlich nur die Pflichten erfüllt, die der Vertrag vorgibt, bleibt die innere Motivation, etwas Gutes zu tun, auf der Strecke.

Dennoch wäre es töricht, die Notwendigkeit von Ökonomie und Vertrag, von Tausch und Garantien zu leugnen. Ökonomisches Denken und Vertragsverhältnisse sind überhaupt erst eine Voraussetzung dafür, dass eine Gesellschaft und auch ein Sozialsystem wie Medizin funktionieren kann. Das wussten auch schon Platon und Aristoteles, die betont haben, dass die Austauschgemeinschaft überhaupt erst die *polis* ermögliche. Der Tausch und der Vertrag sind also Voraussetzungen dafür, dass Menschen in Gemeinschaft leben können.

Heute aber leben wir in einer Gesellschaft, in der Tausch und Vertrag implizit zur beherrschenden, wenn nicht gar zur allein gültigen Interaktionsform erklärt worden sind. Der Vertrag ist zum Leitparadigma menschlicher Beziehungen geworden, dem alles andere untergeordnet wird. Das wird der Medizin als genuin sozialer Praxis jedoch nicht gerecht.

Es ist eine soziale Beziehung, die den Patienten mit dem Arzt verbindet, es ist eine Beziehung im Kontext der Fragilität, denn Ärzte haben es meist mit zerbrechlichen Existenzen zu tun. Hagen Kühn bringt dies treffend auf den Punkt: »Der eigentliche Anlass dafür, dass die Kranken als Patienten eine Beziehung mit dem Krankenhaus eingehen, ist die Situation des Krankseins. Aus dieser Situation heraus suchen sie eben keine Geschäftsbeziehung, sondern sie erwarten eine Sorgebeziehung.« (Kühn 2008, S. 318) Und Sorgebeziehung kann doch nur heißen, als Person anerkannt und nicht zum Tauschpartner herabgestuft zu werden.

## 6. Das Arzt-Patient-Verhältnis geht nicht im Rechtsverhältnis auf

Das Grundproblem, das sich hier auftut, liegt also darin, dass für eine gute Versorgung von kranken Menschen eine Verrechtlichung unumgänglich ist, dass aber mit dem Kunstgriff, existentielle Grunderfahrungen vornehmlich im Kontext der Verrechtlichung zu behandeln, vieles verlorengeht. Verrechtlichung heißt ja, dass die individuelle Betroffenheit und Bedürftigkeit eines kranken Menschen in einen Verwaltungsakt überführt werden muss. Sie muss in ein Paket umgesetzt werden, das man einklagen kann, ein Paket, das man genau mit einer Geldsumme bestimmen können und das Bestandteil eines bürokratischen Aktes sein muss. Die Verrechtlichung macht es demnach unabdingbar, die Not des Einzelnen in einen objektiv verwaltbaren Akt zu überführen. Dabei wird allerdings zu wenig bedacht, dass dieser Verwaltungsakt nur noch eine lose Verbindung zu dem haben wird, worauf der ernsthaft kranke Mensch in seiner Angewiesenheit hofft: die notwendige Beziehung zu einem Helfer. Da es, wie wir oben gesehen haben, vor allen Dingen um die authentische Beziehung zwischen Arzt und Patient geht, damit Menschen Hoffnung schöpfen können, Zuversicht erfahren und neuen Lebenswillen, geht durch die einseitige Fokussierung auf den Rechtscharakter dieser Beziehung ihr Kern verloren.

# VII. Problemfeld Bonuszahlungen: Belohnung für das Falsche

Ein Bonus ist eine Belohnung. Eine Belohnung kann man nicht einfach rechtlich verbieten, aber man kann sich darüber ein kritisches Urteil bilden. Das ist Sinn dieser Überlegungen. Mir geht es nicht um eine pauschale Kritik an Boni. Wenn man Boni für mehr Fortbildungen oder Ähnliches erhält, ist das unproblematisch, ganz im Gegensatz zur Vergabe von Boni für Behandlungsentscheidungen; darüber muss genauer nachgedacht werden, und zwar bezogen auf den größeren Zusammenhang: den Einfluss auf die moralische Orientierung der Ärzte.

## 1. Bonusverträge als Entwertung ärztlicher Hilfe

Bonuszahlungen sind ein ökonomisches Instrument. Die Aufgabe des Ökonomen besteht darin, eine Motivationsstruktur zu schaffen, die bewirken soll, dass die Funktionsfähigkeit des Systems möglichst wenig von Moral und Gemeinsinn abhängt. Deswegen stellt der Markt, der tendenziell genuin moralische Einstellungen untergräbt, eine Bedrohung für altruistische Motive, für genuin soziale Beweggründe des eigenen Handelns dar. In einem durch private Gewinnmaximierung stimulierten System ist es vom Ansatz her nicht vorgesehen, die Interessen des anderen über die eigenen Gewinnmöglichkeiten zu stellen. Und es ist nach diesem Credo nicht opportun, etwas nicht nur für sich, sondern auch für den anderen zu tun. Ein genuin soziales Engagement ist somit ein ökonomiefremdes Verhalten.

Viele Ökonomen setzen ein bestimmtes Menschenbild voraus, in dem jeder systematisch nur nach zumeist materiellem Gewinn für sich strebt. Dass ein Mensch aber nun seinen Gewinn gerade darin sieht, für andere und nicht für sich etwas zu tun, wird innerhalb eines solchen Paradigmas ausgeblendet.

Und nicht wenige Ökonomen sind der Ansicht, dass ein Mensch nur dann handelt, wenn es für ihn eine Win-win-Situation gibt. Da man nicht erwarten kann, dass die Ärzte sich selbst ausbeuten, muss man also versuchen, auch in der Behandlung von Patienten eine Win-win-Situation zu ermöglichen. Die entscheidende Frage ist nur, wie man den persönlichen Gewinn des Arztes inhaltlich füllt. Dies ist der springende Punkt bei den Bonuszahlungen. Der Ökonom kennt nur den materiellen Gewinn. Der Arzt aber sieht seinen Gewinn woanders. Viele Studien zeigen, dass Ärzte den persönlichen Gewinn in ihrem Beruf vor allem aus ihrem Kontakt mit den Patienten beziehen und aus dem Gefühl, ihnen geholfen zu haben. Auch wenn sich nicht jeder Patient bedanken mag, wenn es ihm bessergeht, ist dessen Gesundung für jeden Arzt eine tiefe Befriedigung. Er erhält dadurch das Gefühl, etwas Sinnvolles getan zu haben, wenn nicht gar etwas Sinnstiftendes, da er etwas für den Patienten getan hat und nicht für sich. Gerade das Absehen von den eigenen Interessen verschafft also vielen Ärzten Befriedigung und Erfüllung.

Hier können die Bonuszahlungen zu einem großen Problem werden. Denn Boni sollen dieses Für-den-anderen-Handeln in eine Handlung für sich, für die eigenen Interessen, für den eigenen Geldbeutel ummünzen. Mit Bonuszahlungen wird letzten Endes nur suggeriert, dass es sich um eine Belohnung im Interesse des Arztes handelt, aber de facto bewirken sie genau das Gegenteil, indem sie das ärztliche Handeln durch Verweise auf die eigenen Interessen entwerten. Mit Boni geht eine Entwertung des Helfens einher und damit eine Gefährdung dieses Gefühls der Erfüllung, der inneren Freude am Beruf. Freude, weil man etwas um seiner selbst willen tut.

Wenn der Arzt also das Gefühl bekommt, dass er etwas gemacht hat, weil er finanziell belohnt wird, so wird er dadurch zwar Geld einstreichen, aber zugleich den Preis der inneren Leere dafür zahlen. Die Berufung Arzt, die Hingabe an das Arztsein wird in ein zweckrationales Handeln umfunktioniert, aus der Berufung wird ein Beruf, aus der Hingabe ein Dienst nach Vorschrift.

## 2. Einkalkulierte Korrumpierbarkeit der Ärzte

Wenn man mit Boni Anreize schaffen will, geht man wie selbstverständlich davon aus, dass sich der Arzt dementsprechend ausrichtet. Würde er die Boni überhaupt nicht berücksichtigen, so wären sie sinnlos, ja, sogar unwirtschaftlich, denn wenn der Arzt sowieso nur das täte, was er für richtig hielte, wären die Boni bloß eine Zusatzabgabe von Seiten des Unternehmers. Wenn der Unternehmer aber auf Boni beharrt, dann ist damit automatisch die Erwartung verknüpft, dass der Arzt seine Therapieentscheidung auch vom Bonus mit abhängig macht. Dies zu Ende gedacht, bedeutet der Bonus, solange er sich auf die Therapieentscheidung bezieht, das Einkalkulieren der grundsätzlichen Korrumpierbarkeit der Ärzte.

Eigentlich müssten sich die Ärzte gegen eine solche Unterstellung vehement zur Wehr setzen. Sie müssten deutlich machen, dass sie aus Prinzip nicht bestechlich sind und sich nicht in ihre Therapieentscheidungen hereinreden lassen, weil sie als Ärzte Anwälte ihrer Patienten sind und nicht Anwälte in eigener Sache. Wie wichtig dieses Sich-zur-Wehr-Setzen ist, lässt sich nur erahnen, wenn wir die Ausrichtung auf Bonuszahlungen auch hier in einem größeren Kontext betrachten.

## 3. Profanierung des Arztberufs

Die sich seit einigen Jahren vollziehenden Umstrukturierungen in den Kliniken sollen nichts weniger als die Überführung der Profession Arzt in einen ganz profanen Beruf bewirken. Alles, was die Freiheit dieser Profession betonte, wird vom modernen Managementdenken als eher lästig und hinderlich abqualifiziert. Der Arzt soll stattdessen nichts weiter als ein Leistungserbringer sein, denn als solcher hat er sich nicht primär an die professionseigene Linie zu halten, sondern an die Vorgaben des Managements (siehe Kap. V). Das ist der Hintergrund, vor dem auch die ganze Debatte um Bonuszahlungen und Anreizsysteme betrachtet werden muss. Es geht darum, dass wir heute eine politisch gewollte Deprofessionalisierung und damit eine Entwertung des Arztberufs erleben, weil ein Arzt, der sich auf seinen Professionsstatus beruft und damit Freiheit im Denken und Behandeln reklamiert, schwieriger zu managen ist. Daher soll politisch gewollt der Arztberuf kleingeredet und auf die gleiche Stufe gestellt werden wie Dienstleistungsbereiche in der Industrie.

Aber ärztliche Hilfe ist, wie schon mehrfach dargelegt, keine bloße Dienstleistung. Sie ist ein Dienst an einem hilfebedürftigen Menschen, der ein Anrecht auf einen Helfer hat, der in seinen Entscheidungen nicht medizinfremden Vorgaben unterworfen ist. Ansonsten bestünde die Gefahr, dass der Helfer vielleicht erst an seine eigenen Probleme denken muss und erst sekundär daran, seinem Patienten zu helfen.

Ein Arzt muss sich, ohne Konflikte oder Bestrafungen befürchten zu müssen, frei für das Wohl des Patienten entscheiden können. Und seinen Prinzipien entsprechend handeln, ganz gleich, was politisch oder ökonomisch oder von partikularen Interessenverbänden von ihm erwartet wird. Prinzipientreue setzt aber eine innere wie äußere Freiheit voraus.

## 4. Die medizinische Indikation als Kernstück ärztlicher Ethik

Wer heute zum Arzt geht, hat hohe Erwartungen an ihn. Gerade in den operativen Fächern muss der Eingriff in höchster Präzision erfolgen. Da ist man auf perfekte Abläufe angewiesen, auf eine Logistik, die ähnlich wie in der Industrie keine Unwägbarkeit und Unsicherheit zulassen darf. Und so übernimmt man das industrielle Denken und stülpt es komplett der Medizin über, so als ginge es auch in der Medizin allein um die Herstellung von fehlerfreien Produkten. Für die Medizin, und erst recht für die operativen Fächer, ist diese Übertragung bis zu einem gewissen Grad notwendig und sinnvoll. Aber wenn man sich darauf beschränkt, allein auf die Perfektion des Eingriffs zu achten, hat man nur die Hälfte des Ziels erreicht und einen Teil der Erwartungen erfüllt. Und dies gilt insbesondere für die Chirurgie.

Die besondere ethische Aufgabe in der Chirurgie ist nicht der Eingriff selbst, sondern die Frage der Indikation zu dem Eingriff. Hier wird die Medizin anfällig, wenn sie die Frage, wann ein Eingriff medizinisch indiziert ist, nicht mehr nur noch nach medizinischen Kriterien beantworten würde. Was der Patient sich wünscht, ist ein Arzt, dem er vertrauen kann. Dafür muss er sich sicher sein können, dass der Arzt in der Wahl der Therapie frei ist. Die Freiheit des Arztes ist die zentrale Grundlage, auf der das Vertrauen seiner Patienten basieren kann. Wenn die ökonomischen Anreize sehr stark sind, wird der Arzt ständig in einen Interessenkonflikt hineingetrieben, vor dem man ihn bewahren muss.

Es ist nicht mehr nur eine Frage der persönlichen Einstellung des Arztes, wenn man ihm Anreize zur Fallzahlsteigerung gibt. Sobald man ein Anreizsystem zur Fallsteigerung zulässt, das den Arzt belohnt, wenn er mehr operiert, ohne dass gleichzeitig die Indikation selbst zum zentralen Kriterium wird, nimmt man in fahrlässiger Weise in Kauf, dass manche Ärzte nichtmedizinische Faktoren in die Indikationsstellung einbauen. Das ist nicht nur eine Frage der Privatmoral eines Arztes, sondern eine Frage des Systems. Das System muss Ärzte unterstützen, genuin ärztliche Entscheidungen im Interesse des Patienten zu treffen, und das kann auch und gerade der Verzicht auf eine aufwändige Operation sein. Das Diktat der Fallzahlsteigerung könnte am Ende den Arzt bestrafen, der seine Indikation besonders gewissenhaft stellt. Ärztliche Qualität bemisst sich nämlich nicht nach der »Stückzahl«, sondern nach der Sorgfalt, mit der man basierend auf Evidenz und Erfahrung eine Indikation zu stellen hat.

Daher erscheint es dringend notwendig, auch in dieser Hinsicht in das Vertrauensverhältnis zwischen Patient und Arzt neu zu investieren und die Anreizsysteme so zu gestalten, dass es sich in Zukunft lohnt, ein guter Arzt zu sein. Ein erster Schritt hierzu wäre, alle ökonomischen Anreize, die die Freiheit der Ärzte antasten könnten, grundsätzlich zu ächten. Ein Arzt mag zwar ein Angestellter des Krankenhauses sein, er muss aber in seiner medizinischen Entscheidung unabhängig bleiben. Diese Unabhängigkeit wird durch Bonuszahlungen, solange sie auf rein ökonomische Parameter abzielen, gefährdet. Überdies führen sie zu einer Umdefinition des Arztberufs: Mit Bonuszahlungen, die etwa auf die Fallzahlsteigerung ausgerichtet sind, soll ja erreicht werden, dass die Ärzte vor allem einen Beitrag zur Expansion des Klinikums leisten. Die Ärzte werden also über die Leitungsstrukturen dazu gebracht, die Unternehmensziele, wie das der Expansion, durchzusetzen. Solange Bonuszahlungen dazu dienen sollen, medizinfremde Unternehmensziele zu erreichen, handelt es sich um eine subtile Form der Zweckentfremdung ärztlicher Kompetenz.

## 5. Helfen aus innerer Motivation und nicht aufgrund äußerer Gratifikation

Diese beschriebene ökonomische Überformung läuft den Erwartungen und Bedürfnissen der Patienten zuwider, und sie läuft auch den Erwartungen vieler Ärzte zuwider, die sich im Arztsein einen sinnstiftenden Beruf erhofft haben. Jeder Patient möchte das Gefühl haben, dass der Arzt ihm hilft, weil es das Selbstverständlichste der Welt ist, und nicht, weil der Arzt belohnt wird, wenn er hilft. Die Belohnung darf einfach nicht der primäre Grund sein, zu helfen. Je mehr Ärzte angehalten werden, für eine Belohnung etwas zu tun, als desto sinnentleerter werden sie ihren Beruf empfinden. Das authentische Engagement für den Patienten ist letzten Endes gegen Geld allein nicht zu haben. Das echte Engagement gibt es nur, wenn es von innen kommt, aus tiefer Überzeugung. Insofern sind die Anreizsysteme ohnehin Ausdruck einer Demoralisierung ärztlicher Tätigkeiten und, wenn man es bis zum Ende denkt, das Resultat einer im Vorhinein bereits stattfindenden Entwertung des ärztlichen Berufs, mit dem keine Zwischenmenschlichkeit mehr in Verbindung gebracht wird, sondern eine formale Leistungserbringung.

Was Ärzte aber vor allem brauchen, um den Patienten als Personen gerecht zu werden, ist das Gefühl, eine sinnstiftende Tätigkeit zu verrichten, und der Sinn ihrer Tätigkeit ergibt sich aus dem Bewusstsein, für andere da sein zu können. Für den Dienst am anderen angemessen bezahlt zu werden muss eine Selbstverständlichkeit sein, an die man nicht bei jeder therapeutischen Entscheidung denken muss. Daher können finanzielle Anreizsysteme eine Untergrabung der Selbstverständlichkeit des Helfens bedeuten. Ärzte brauchen ein sicheres und garantiertes Gehalt und keine Boni; sie brauchen finanzielle Sicherheit, die sie dazu befähigt, voller Überzeugung für ihre ärztlichen Ziele einzutreten.

## 6. Monetäre Unbeeinflussbarkeit als zentraler Wert

Das höchste Gut, das die Medizin als Profession besitzt, ist ihre Vertrauenswürdigkeit. Ein Arzt genießt immer noch ein sehr hohes Ansehen, und es war gerade die monetäre Unbeeinflussbarkeit der ärztlichen Profession, die ihr Ansehen gebracht und Privilegien zugedacht hat. Diese monetäre Unbeeinflussbarkeit durch Bonuszahlungen in Frage zu stellen ist unverantwortlich. Daher ist eine radikale Entkoppelung des Arztgehalts von seinen Therapieentscheidungen anzustreben, weil nur der Arzt Rückgrat zeigen kann, der es nicht nötig hat, auf sein Einkommen zu schielen. Wenn die Ärzteschaft das Vertrauen in ihre Integrität bewahren will, muss sie neu für eine finanzielle Unabhängigkeit kämpfen und darf sich nicht willfährig der ökonomischen Logik der Bonuszahlungen ausliefern.

# VIII. »Lohnt es sich zu helfen?« —
# Der Irrweg in die Priorisierung

Heutzutage ist es in der Medizin nicht mehr selbstverständlich, kranken Menschen auch dann zu helfen, wenn man nicht genau weiß, wie viel man erreichen kann. In einer Zeit, in der alle Bereiche des Lebens ökonomisiert werden, ist die Hilfe kein Selbstzweck mehr, sondern nur noch Mittel zu einem ökonomisch definierten Zweck. Eine naturwissenschaftlich orientierte, rechnende Medizin wird im Schulterschluss mit einer kalkulierenden Ökonomie dazu verleitet, nicht mehr bedingungslos zu helfen, sondern nach vorgegebenen Rastern, nach Listen von Maßnahmen, die in einer hierarchischen Ordnung im Vorhinein festlegen, welche Maßnahme wichtiger ist als die andere. Man wird sukzessive angeleitet, nicht mehr fraglos zu helfen, sondern die Kosten abzuschätzen und jene Form der Hilfe dann von vornherein auszuschließen, die man für weniger notwendig hält als die andere. Was aber ist notwendiger? Wer zum Beispiel das System der Priorisierung unterstützt, geht davon aus, man könne die Notwendigkeit genau bemessen und ein Raster entwickeln. Aber kann man Notwendigkeit wirklich taxieren? Anders gefragt: Kann man Notwendigkeit tatsächlich in Zahlen gießen? Hat Notwendigkeit nicht mehr mit moralischen Werten zu tun als mit Zahlen? Und wie lassen sich moralische Werte in Zahlen überführen?

Betrachten wir zunächst diese Fragen einmal näher und erwägen dann, wie man ernsthaft kranken Menschen, zum Beispiel in der Onkologie, wirklich gerecht werden kann.

## 1. Notwendigkeit setzt eine Festlegung des Behandlungsziels voraus

Eine Behandlung ist nur dann als notwendig anzusehen, wenn sie als nützlich gelten kann. Ist eine Behandlung nicht nützlich, so ist sie nicht nur nicht notwendig, sondern in aller Regel sogar sinnlos. Wann aber ist eine medizinische Maßnahme nützlich? Zunächst einmal muss bedacht werden, dass die Nützlichkeit immer nur in Bezug auf ein bestimmtes Ziel evaluiert werden kann. Ob eine Behandlung medizinisch nützlich ist oder nicht, hängt davon ab, welchem Ziel sie dienlich sein soll und ob dieses Ziel ein anerkanntes Ziel (der Medizin) darstellt. Es geht also um eine Festlegung, welcher Endzustand erstrebenswert ist. Beispielsweise wäre zu fragen: Wie lange ist das Ziel der Lebensverlängerung auf der Intensivstation ein sinnvolles Ziel? Die Beantwortung dieser Frage ist nicht leicht, weil die Feststellung einer Nützlichkeit hier gleichzeitig bedeutet, dass man ein ganz bestimmtes Konzept des guten Lebens voraussetzt. Nützlich ist etwas immer nur in Bezug auf ein bestimmtes Lebensziel. Da es aber vollkommen verschiedene Lebensziele gibt, lässt sich nicht so einfach von einer Maßnahme sagen, sie sei an sich nützlich. Sie wäre immer dann an sich nützlich, wenn das Konzept des guten Lebens, das dieser Evaluierung meist nur implizit zugrunde liegt, verallgemeinert werden kann. Welches Konzept des guten Lebens kann aber schon verallgemeinert werden? Schon die Nützlichkeit bezogen auf die Verlängerung des Lebens kann nicht einfach verallgemeinert werden. Manche Menschen würden den Tod dem Weiterleben vorziehen, andere hingegen würden nichts unversucht lassen, weil ihnen das Leben als absoluter Wert erscheint.

Um in einem allgemein verbindlichen Sinn festzulegen, was nützlich ist, bedarf es einer Einigung darüber, was gemeinhin als relevantes Gut anerkannt werden soll. Für die

Definition eines solchen relevanten Gutes, auf das hin die Medizin sich ausrichten soll, kann nicht allein die individuelle Präferenz ausschlaggebend sein. Vielmehr bedarf es einer allgemeinen Übereinkunft in zwei Fragen: 1. Ist das angestrebte Gut ein gesellschaftlich relevantes und gemeinhin erstrebenswertes Gut? 2. Ist das als gemeinhin erstrebenswert anerkannte Gut auch ein medizinisch relevantes Gut? Doch selbst wenn ein erstrebenswertes und zugleich medizinisch relevantes Behandlungsziel nach allgemeiner Auffassung vorliegt, kann nicht alles, was zur Erreichung dieses Ziels vorgenommen wird, auch als notwendige Maßnahme klassifiziert werden. Dazu muss erst eine weitere Bedingung erfüllt sein, nämlich die Zweckmäßigkeit der Mittel.

## 2. Notwendigkeit setzt Zweckmäßigkeit voraus

Zweckmäßig ist eine medizinische Maßnahme dann, wenn sie geeignet ist, den behandlungsbedürftigen Zustand zu beheben oder zumindest zu lindern. So weit scheint alles klar zu sein. Und doch gibt es auch hier große Schwierigkeiten in der konkreten Bestimmung, denn bei einer entsprechenden Beurteilung wäre jederzeit auch zu prüfen, ob möglicherweise andere – etwa psychologische, soziale oder seelsorgerische – Maßnahmen für dieselben Zwecke besser geeignet und insgesamt erfolgversprechender sein könnten. Schwierig ist auch die Frage, wie hoch die Wahrscheinlichkeit sein muss, mit der die gewünschte Wirkung eintritt. In rechtlicher Hinsicht hat man sich hier auf die Formulierung »mit nicht nur ganz geringer Erfolgsaussicht« geeinigt. Auch die Festlegung der Mittel hängt nicht allein von naturwissenschaftlichen Fakten ab. Sie erfordert vielmehr eine Festlegung darüber, welchem Welterklärungsmodell man sich anschließt. Die moderne Medizin möchte sich gerne als eine angewandte Naturwissenschaft verstehen, übersieht jedoch dabei, dass sie in der Optik der Naturwissenschaften das, was den Menschen ausmacht, methodisch ausblendet. Wenn nur solche Methoden gelten sollen, die einer naturwissenschaftlichen Beweisführung zugänglich sind, wollen wir die Nützlichkeit von Maßnahmen nur innerhalb eines naturwissenschaftlichen Menschenbildes bestimmen und alle anderen Welterklärungsmuster ausklammern. Bedenkt man aber, dass der naturwissenschaftlich geprägte Arzt über seine Wahl der Nachweismethoden bereits einen begrenzten Horizont der Welt für sich bestimmt hat, dann wird deutlich, dass das, was heute als nützlich – und somit als notwendig – erachtet wird, eben nur innerhalb des engen naturwissenschaftlichen Horizonts so gesehen werden kann.

### 3. Helfen unter Vorbehalt

Infolge des Zusammenspiels von zahlenorientierter moderner Medizin und rechnender Ökonomie wird derzeit all das für unnötig eingeschätzt, wofür man keine Zahlen liefern kann. Das gestern noch Selbstverständliche droht wegrationalisiert zu werden. Schlimmer noch: Man wird im Zuge der Priorisierung zuerst genau den Patienten die Maßnahmen vorenthalten, bei denen eine Besserung der Symptomatik entweder schwieriger oder weniger wahrscheinlich wäre. Über die Priorisierung hat letzten Endes die Zahl das Sagen und nicht mehr die auf Singularität ausgerichtete Entscheidung des betreuenden Arztes. Man würde also ein Diktat der Zahl etablieren, und das Diktat der Zahl kennt keine Qualitäten, sondern allein Quantitäten: die Quantität an zu gewinnenden Jahren, die Quantität an belegbaren Messwerten, die Quantität der dafür aufzuwendenden Mittel und Ressourcen. Die Priorisierung setzt ein Aufrechnen voraus: von Lebenszeit zu Aufwand, von Summe der Lebensqualität (die sich ja gerade nicht direkt messen lässt) zur Summe der aufgebrachten Mittel.

Aus der Selbstverständlichkeit des Helfens würde ein Helfen nach Berechnung bzw. unter dem Vorbehalt, dass es sich auch lohnt zu helfen, dass das Ausmaß des Helfens eine bestimmte Schwelle überschritten hat. Somit würden wir stillschweigend Situationen in Kauf nehmen, in denen wir zwar helfen könnten, aber nicht helfen wollten, weil es sich nicht rechnen würde. Wir könnten helfen, wollen aber nicht, weil wir berechnend auf den kranken Menschen zugehen. Der größte Verlust einer Einführung der Priorisierung wäre der Verlust der Selbstverständlichkeit, mit der wir sagen: Wir wollen kranken Menschen helfen.

Natürlich muss man verhindern, dass sinnlose Behandlungen vorgenommen werden, und wenn sie eindeutig sinnlos sind, dann ist das keine Priorisierung, wenn man sie unterlässt, sondern die Unterlassung entspricht schlichtweg ärztlicher Kunst. Schwierig sind aber die Grenzbereiche zwischen eindeutig sinnvollen und nicht mehr ganz eindeutig sinnlosen Behandlungen.

### 4. Unersetzbarkeit ärztlicher Beurteilungserfahrung

Beziehen wir diese allgemeinen Überlegungen nun auf den Problembereich der Behandlung von unheilbaren Patienten. Würde man die Priorisierung als probates Mittel akzeptieren, müsste man zum Beispiel fragen, wie viel die Behandlung eines Patienten kosten dürfte, die mit großer Wahrscheinlichkeit das Leben nur um sehr kurze Zeit verlängerte. Man müsste genau benennen, und zwar in einer schematischen Weise, ab welcher Zahl eine Behandlung abgelehnt oder abgebrochen werden müsste. Eine solche Zahl aber würde nie genau den Punkt treffen, an dem ein Arzt in Kenntnis der Gesamtsituation vernünftigerweise entscheiden würde, auf eine Behandlung zu verzichten. Eine arithmetisch bestimmte Zahl wird immer zu abstrakt sein, als dass sie dem Angemessenen

entspräche, das die Einzelsituation nahelegt. Patientengeschichten sind immer einzigartige Geschichten, für die es gerade deswegen eines erfahrenen und kenntnisreichen Arztes
bedarf, um die Komplexität und Singularität des Patienten
adäquat zu erfassen und um daraus eine auf den Einzelfall
abgestellte, singuläre therapeutische Entscheidung zu fällen.
Prioritätenlisten würden eine Abwertung dieser ärztlichen
Beurteilungserfahrung und eine damit verbundene Superio-
rität der Zahl vor dem erfahrungsgesättigten ärztlichen Urteil
bedeuten.

Vor diesem Hintergrund besteht der Hauptkonflikt zwischen Medizin und Ökonomie, wie wir in den vorangegange-
nen Kapiteln gesehen haben, darin, dass die Medizin von ihrem Grundverständnis her der singulären Sorge für den
Kranken verpflichtet ist, die Ökonomie hingegen die Maximierung des Nutzens verfolgt. Diese Zielsetzungen sind nur
bis zu einem gewissen Grad miteinander vereinbar. Wenn jedoch der Nutzen abnimmt und gleichzeitig die Kosten steigen, wie etwa bei unheilbar kranken Patienten, wird der Ökonom dazu tendieren, Therapien zu begrenzen. Die Medizin
als Heilkunde hingegen wird sich so lange um den Patienten
bemühen, wie auch nur eine leise Hoffnung auf Verbesserung
der gesundheitlichen Lage besteht. Ein rein ökonomisches
Kalkül beschränkt sich darauf, die Kosten gegen den Nutzen
aufzurechnen; ein medizinisches Vorgehen orientiert sich
hingegen vorrangig an der Wahrscheinlichkeit, mit der noch
ärztliche Hilfe möglich ist. Hier entstehen Zielkonflikte. Würde die Medizin nicht mehr dem medizinisch Notwendigen
folgen, sondern allein die ökonomische Effizienzfrage stellen,
so müsste sie zuerst den Schwerstkranken und Behandlungs-
bedürftigsten die Hilfe versagen, weil bei diesen das Verhältnis von Nutzen und Gütereinsatz besonders ungünstig ist.

## 5. Kosten-Nutzen-Analysen benachteiligen
   die Schwächsten

Die Gefahr des Einzugs eines solchen rein utilitaristischen Denkens in die Medizin ist nicht zu unterschätzen, auch weil dies unterschwellig und peu à peu geschieht. Nähme man beispielsweise nur jene Lebensjahre, die man in guter Qualität noch weiterleben kann, als Kriterium für den medizinischen Nutzen, benachteiligte man diejenigen Patienten, die schwerstkrank oder sehr betagt sind, weil man bei ihnen weniger Jahre in »guter Qualität« erzielen könnte, ganz abgesehen davon, dass die Frage bleibt, was »gute Qualität« bedeutet und wie man sie definieren und messen will. Die Ausbreitung rein utilitaristischen Denkens ist durchaus gefährlich für die Medizin, weil es sie von ihrer eigentlichen Aufgabe abbringen könnte: den in größter Not sich Befindenden und damit den Schwächsten helfend zur Seite zu stehen.

Mit diesen Hinweisen soll verdeutlicht werden, dass der Arzt seine ureigene Aufgabe, nämlich Anwalt des Patienten zu sein, nicht der Ökonomie überlassen kann, denn die Ökonomie ist immer nur Anwalt der guten Bilanzen. Und je mehr die Ärzte dem ökonomischen Denken folgen, desto mehr werden eben auch sie Anwälte ihrer Klinik, Anwälte der politischen Erwartungen sein, aber nicht mehr zuerst Anwälte ihrer Patienten.

Insofern ist es ein Wagnis, die Frage, wie man dem einzelnen Patienten gerecht wird, Prioritätenlisten zu überlassen. Vielmehr muss man die politische Verantwortung dafür übernehmen, dass beispielsweise bestimmte Medikamente, wenn sie nicht effektiv genug sind, nicht von der Solidargemeinschaft finanziert werden können; wenn sie nicht effektiv genug sind, stellt dieser Verzicht keine Rationierung, sondern eine notwendige Strategie zur Vermeidung von Verschwendung dar. Wenn aber ein Medikament nachgewiesenermaßen einen positiven Effekt hat, kann zwar rein politisch eine Vorenthaltung verordnet werden, aber weil sie in diesem Fall eine klare Rationierung wäre, stünde sie unter großem Rechtfertigungsdruck: Man müsste zu deren Legitimierung nachweisen, dass zuvor alle Rationalisierungsreserven ausgeschöpft wurden und dass es »vernünftig« ist, gerade an dieser Patientengruppe zu sparen.

Die politische Verordnung eines Verzichts kann immer nur zuerst dem starken Patienten auferlegt werden. Es wäre ungerecht, den Verzicht zuerst den schwächsten Gliedern zuzumuten. Onkologische Patienten beispielsweise gehören zu den besonders vulnerablen Patienten, weil es bei ihnen immer um alles geht. Wenn ökonomische Erwägungen dazu führen, dass ihnen nicht geholfen wird, obwohl man dies könnte, kann von einem vernünftigen Einsatz von Ressourcen nicht die Rede sein. Nehmen wir das Beispiel der personalisierten Medizin: Wenn man über entsprechende Biomarker herausfinden könnte, wo sich ineffektive Therapien vermeiden lassen, wäre das in jedem Fall ein Gewinn und politisch zu unterstützen. Hier eine Rationierungsentscheidung zu fällen, nur weil die Medikamente oder die Gentests dazu sehr teuer wären, erschiene irrational. Vielmehr muss man darauf achten, dass im Zuge der »personalisierten« Medizin nicht ganze Patientengruppen von vornherein ausgeschlossen werden.

Das berechnende Denken wird dazu führen, dass man immer mehr nur noch dort behandeln wird, wo große Erfolge sichtbar gemacht werden können. Dieser Trend ist gefährlich, vor allem für onkologische Patienten im fortgeschrittenen Stadium. Es wäre folglich eher ein Auftrag, für die Non-Responder – also die Patienten, deren Gentyp nicht zum Medikamentenangebot passt – entsprechende Alternativen zu finden, statt die Medikamente für die Responder zu rationieren.

## 6. Verschwendung durch eine sprachlose naturwissenschaftliche Medizin

Vor diesem Hintergrund darf die Medizin, gerade wenn sie es mit schwerkranken Patienten zu tun hat, die Augen nicht davor verschließen, dass sie oft Ressourcen verschwendet. Viel zu spät kommt häufig das ernste Gespräch über den nicht abwendbaren baldigen Tod, viel zu häufig ist es die latente Sprachlosigkeit einer vornehmlich verfahren- und technikorientierten Medizin, die zur Entscheidung für eine neue Chemotherapie führt. Viel zu oft flüchtet man in die Chemotherapie, um dem Gespräch auszuweichen – selbst dann, wenn die Ärzte wissen, dass sie wenig oder gar nichts bewirken wird. Hier findet eine Verschwendung wertvoller Ressourcen statt. Schlimmer aber ist, dass man auf diese Weise viele Patienten in einer trügerischen Hoffnung verharren lässt und ihnen die Chance versagt, sich im vollen Bewusstsein der Unausweichlichkeit mit ihrem nahenden Tod auseinanderzusetzen. Hinzu kommt, dass diese Therapien belastend sind und nicht selten starke Nebenwirkungen haben.

Eine Priorisierung in der Medizin ist daher nicht der geeignete Weg; sie würde nur zu einer inakzeptablen Zweiklassenmedizin führen und das Grundvertrauen in die Medizin erschüttern. Erst recht ist jede Form der Rationierung abzulehnen, wenn es um schwache Patienten geht, wie zum Beispiel in der Onkologie. Wo die Medizin helfen kann, muss sie das auch tun. Aber wir brauchen ein komplett neues Denken in der Medizin. Ein Denken, das den ganzen Menschen in den Mittelpunkt stellt, eine Medizin, die sich nicht nur als technische Medizin versteht, sondern als eine Beziehungsmedizin, die genau weiß, wo die teuren Waffen gegen den unbezwingbaren Krebs schweigen müssen und es Zeit wird, sich Zeit zu nehmen für ein Gespräch. Eine sprechende Medizin wird es am ehesten schaffen, unnötige teure Behandlungen zu vermeiden, weil der Mensch erst im Dialog erahnen kann, dass ein gutes Sterben nicht realisiert werden kann, wenn man noch im Sterbebett gegen den Krebs kämpft.

Eine sprechende Medizin könnte es schaffen, dass viele Patienten Frieden schließen können mit ihrer Krankheit und dadurch bereit wären, die Grenzen des Machbaren anzuerkennen und den Tod als Teil der eigenen Lebensgeschichte anzunehmen. Humane Medizin bedeutet, sich des Patienten in einer so umfassenden Weise anzunehmen, dass dieses Anfreunden möglich wird. Je mehr die Medizin aus einer sprachlichen Hilflosigkeit heraus in die Technik flüchtet, desto mehr wird sie auch den Patienten in die Obsession treiben, sich mit allen Mitteln gegen die Krankheit und den unabwendbaren Tod zu wehren. Eine solche Obsession bahnt am Ende auch irrationalen Entscheidungen für eine Chemotherapie den Weg und stellt daher eine besondere Form der Verschwendung dar.

Die extrem hohen Ausgaben am Lebensende sind häufig Folge des verlorengegangenen Augenmaßes; der Patient versteift sich auf die Technologie, weil ihm keine Alternative ernsthaft vermittelt wird. Hieran ist auch eine Unbeholfenheit zu erkennen, ja gar eine Hilflosigkeit im Umgang mit den letzten Fragen: mit den Fragen nach dem guten Leben, dem Sinn des Todes, dem Sinn des Lebens. Würde man diese Hilflosigkeit auffangen und in eine Grundhaltung der Anerkennung von Grenzen ummünzen, so würde die Medizin automatisch zu einer neuen Besonnenheit zurückfinden (Maio 2014) und die teuren Verfahren würden nur in vernünftiger Weise und in dafür geeigneten Situationen zur Anwendung gebracht.

Die moderne Medizin befindet sich daher in einer Krise der Grundhaltungen, der Grundhaltung der Machbarkeit und der Ablehnung jeglicher Grenzen. Sie muss lernen, sich wieder mit Grenzen anzufreunden, aber nicht primär mit der Grenze des Finanzierbaren, sondern mit der Grenze der technisch-naturwissenschaftlichen Lösungen. So bleibt ihr zu wünschen, dass sie gerade in Zeiten der ökonomischen Vorherrschaft umso entschiedener zu ihrer Identität steht, dass Medizin nicht nur eine Macherin sein kann, sondern in gleich zentraler Weise eine bedingungslose Begleiterin sein muss, vor allem dann, wenn scheinbar nichts mehr zu machen ist und doch das Entscheidende noch realisiert werden kann, nämlich einfach da zu sein, Zuwendung zu geben und Trost zu spenden. Die schlimmste Rationierung in der Onkologie ist daher die Situation, in der bedingt durch die Beschleunigung aller Abläufe in einer durchrationalisierten Klinik am Ende genau diese trostspendende Zuwendung mit wegrationalisiert wird.

# IX. Gesundheit als Pflicht? Krankheit als Schuld?

Wenn wir in diesem Buch die Auswirkungen der Ökonomisierung auf die Medizin beleuchten, so kommen wir nicht umhin, diesen Trend zur Ökonomisierung etwas weiter zu fassen und ihn als eine Gleichschaltung allen Denkens wahrzunehmen. Denn das Diktat der Ökonomisierung wird nicht nur über die Institution Medizin verhängt, sondern auch über die Patienten selbst und die gesellschaftlichen Erwartungen schlechthin. Das zeigt sich am deutlichsten an der in diesem Kontext sehr relevanten gegenwärtigen Diskussion über die Eigenverantwortung des Patienten. Denn auch der Begriff der Eigenverantwortung in seiner aktuellen Akzentuierung ist Ausdruck und Resultat einer Ökonomisierung der Lebenswelt.

Um das verständlich zu machen, müssen wir kurz etwas ausholen: In unserer Gesellschaft wird die Gesundheit als höchstes Gut angesehen – sowohl vom Einzelnen als auch aus Sicht der Bevölkerung. Gesundheit ist heute nicht mehr nur eine Sparte der Medizin, sie ist immer mehr auch und vor allem eine Sparte des Marktes, ja ein wichtiger Wirtschaftsfaktor geworden. Wenn aber nun Gesundheit in unserer Gesellschaft eine solche Umdeutung und Erweiterung erlangt, so verändert sich nicht nur das Angebot an »Gesundheitsleistungen«, sondern vor allen Dingen auch der Patient selbst. Eine Gesundheit, die Teil eines Marktes sein soll, bringt Patienten hervor, die nicht mehr Patienten, also leidende Menschen, sein dürfen, sondern die immer mehr als Konsumenten, als »Nutzer« in Erscheinung treten müssen (siehe Kap. V.).

## 1. Der moderne Patient als »Nutzer«

Wir leben heute in einer Gesellschaft, die die Illusion nährt, dass es allein am Einzelnen liegt, allein an seiner Willensstärke, seine Gesundheit herbeizuführen. Das Credo unserer Zeit lautet, dass jeder Mensch, der sein Leben gut managt, am Ende auch erfolgreich sein wird. Dieses Denken ist natürlich nicht ganz unbegründet, praktische Umsetzung erfährt es jedoch nur, wenn die strukturellen Voraussetzungen stimmen. Vor dem Hintergrund dieser ökonomistischen Denkweise liegt die Idee nahe, dass man vorrangig an dem Willen des Einzelnen ansetzen müsse, um schließlich eine durch und durch gesunde Gesellschaft zu erhalten. Es wird dabei stillschweigend vorausgesetzt, dass nicht mehr primär der Staat bzw. seine sozialen Einheiten, sondern der Einzelne selbst sozusagen der Produktionsfaktor der Gesundheit ist.

Der passive Patient, der den Experten Arzt befragt, ist – zumindest in den politischen Programmen – obsolet geworden. Leitbild heute ist der aktive Patient als Ausdruck des mündigen Bürgers, der nicht einfach nur Expertenmeinungen befolgt, sondern sich selbst einbringt und eigenverantwortlich entscheidet, sich gar als eigentlicher Experte für seine körperliche und seelische Verfassung versteht. Der aktive Patient muss entsprechend »empowered« werden, damit er gut entscheiden kann. Das hat natürlich zunächst viel für sich. Aber wenn man diesen Patienten zum Leitbild macht, dann wird dieser an sich zu begrüßende Ansatz zur Gefahr.

Mit zunehmender Eigenverantwortung wird der Patient so zu einem Akteur, der sich in eigener Initiative die notwendigen Informationen und Angebote einholt, die für die Bewältigung seiner Gesundheitsstörung notwendig sind. Der moderne Patient übernimmt also die Verantwortung für sich und seine Gesundheit selbst und bedient sich des Arztes und weiterer Professionen als Gesundheitsberater.

Die Vorstellung, dass der Staat die Gesundheitsversorgung der Bevölkerung zu gewährleisten hat, wird immer weiter relativiert, weil es nicht länger die Fürsorge ist, die dem Staat als wichtigstes Leitbild dient. Stattdessen wird der Ruf nach einer Modernisierung des Staates immer lauter, und das wird heute als Aufruf zum »aktivierenden Staat« verstanden. Das moderne Verständnis von Sozialstaat setzt immer weniger auf Versorgung, sondern vielmehr auf Aktivierung der Bürger und damit auf das Konzept der Eigenverantwortung des Individuums. Prämisse der Politik ist somit die Förderung der Kompetenzen des Bürgers, letztlich mit der Zielsetzung, ihn zu verpflichten – und damit gleichzeitig den Staat zu entpflichten. Man sagt zwar, dass man den Sozialstaat unbedingt erhalten wolle, aber de facto fährt man ihn zurück, und dies maskiert hinter Begriffen wie Freiheit, Wahlfreiheit, Mündigkeit, Eigenverantwortung.

Zunächst ist es zu begrüßen, dass der Staat auf die Aktivierung des Bürgers setzt und darauf dringt, dass er nicht einfach die Medizin zur »Reparatur« heranzieht, ohne sich selbst an der eigenen Gesundung und auch am Gesundbleiben zu beteiligen. Allerdings ist es unabdingbar, die Grenzen dieses Aktivierungsmodells genauer zu beleuchten und darauf zu verweisen, dass der Staat sich mit dieser einseitigen Konzentrierung auf Aktivierung und Eigenverantwortung insgeheim den klassischen Marktgesetzen unterwirft und eine marktwirtschaftliche Denkweise übernimmt, die für kranke Menschen schädlich sein kann.

## 2. Der Mensch als Gesundheitsmanager seiner selbst?

Ein Problem der Überstrapazierung des Eigenverantwortungskonzepts liegt in der impliziten Prämisse, der Gesundheitszustand könne geradezu ausschließlich als Resultat individueller Entscheidungen begriffen werden. Bei genauer Betrachtung ist das aber eine irrige Annahme. Gesundheit ist nicht nur ein individuelles Persönlichkeitsmerkmal, sondern auch abhängig von strukturellen Rahmenbedingungen. Daher haben wir es hier zuweilen mit einer Verengung der Verantwortungsperspektive zu tun (Maio 2012), die damit einhergeht, dass eine problematische Rücküberantwortung sozialer und struktureller Defizite ins Private vollzogen wird. Dies hat enorme Auswirkungen auf das Bild des Patienten und auf das Bild der Medizin.

Eigenverantwortung zum zentralen Paradigma zu erklären bedeutet, dass man bei einem behandlungsbedürftigen Befund sich unweigerlich mit der Frage konfrontiert sehen müsste, ob man mit entsprechender Vorsorge diesen Befund nicht hätte vermeiden können. Und natürlich wäre es ja auch im Interesse des Patienten gewesen, er hätte diesen Befund möglichst durch eigenes Verhalten verhindert.

Wenn wir aber, wie dies heute geschieht, die Eigenverantwortung zum beherrschenden Paradigma erheben, geschieht mehr als das, denn dann entziehen wir dem Patienten unser Vertrauen. Je mehr die Eigenverantwortung zum Leitgedanken avanciert, desto mehr gerät jeder Patient unter Generalverdacht. Das kann dazu führen, dass ein krank gewordener Mensch am Ende wie ein »potentieller Täter« angesehen wird. Und je mehr man diesem Patienten dann gar mit Sanktionen droht, sollte er sich nicht gesundheitserhaltend verhalten, desto mehr manövrieren wir ihn in die Isolation. Wir machen aus einem Hilfsbedürftigen einen Schuldigen und sorgen auf diese Weise für eine doppelte Stigmatisierung des Kranken. Dadurch verlieren wir aus dem Blick, dass Krankheit eine Notlage bedeutet, die primär Hilfe erfordert und keine Bestrafung des Krankgewordenen. Wenn man Krankheit als Folge von unzureichender Eigenverantwortung versteht, dann nimmt der Kranke seinen Zustand als ein Scheitern, ein Versagen, als eine Schuld wahr. Krankheit wird solcherart zu einer selbstverschuldeten Auffälligkeit und rückt immer weiter in die Nähe einer charakterlichen Untugend, ja gar einer Normverletzung.

## 3. Eigenverantwortung erfordert strukturelle Voraussetzungen

Heutzutage steht der Mensch vermehrt in der Pflicht, Entscheidungen in Bezug auf seine Gesundheit zu treffen, sei es, weil das System nicht mehr alles bezahlt, sei es, weil das System oder die Gesellschaft von ihm gesundheitsförderndes Verhalten verlangen. Aufgabe des aktivierenden Staates ist es nicht länger, Menschen gegen zentrale Lebensrisiken abzusichern, sondern im größtmöglichen Maße dafür zu sorgen, dass sich der Bürger selbst darum kümmert, gesund zu bleiben, und sich eigenverantwortlich verhält. Die staatliche Auferlegung einer Pflicht zur Verantwortungsübernahme wurde gekoppelt an eine Rhetorik der Emanzipation. Diese geschickte Doppelstrategie von Emanzipationsversprechen bei gleichzeitiger Forderung nach Eigenverantwortung, sprich: konformes Verhalten und die Erfüllung von Pflichten (Schmidt 2008), könnte man auch unter dem Schlagwort »Fördern und Fordern« subsumieren. Im ersten Schritt werden individuelle Kompetenzen im Hinblick auf das persönliche Gesundheitsverhalten gefördert. Wenn das nicht ausreicht, bleibt die Drohung von Sanktionen. Letzten Endes haben wir es hier mit einer Verquickung der Konzepte der Gesundheitskompetenz und der Eigenverantwortung zu tun.

Es besteht also eine Verbindung zwischen Patientensouveränität und Individualisierung der Verantwortung, eine Verbindung von Kompetenz und Verpflichtung. Eigenverantwortung ist hier einerseits Voraussetzung und zugleich auch Folge des politischen Postulats eines souveränen Bürgers. Natürlich ist es vernünftig, den mündigen Bürger und auch den mündigen Patienten anzustreben, aber es wird hier zu schnell und zu leicht übersehen, dass die Übernahme von Verantwortung an gewisse Grundvoraussetzungen geknüpft werden muss. Menschen müssen erst befähigt werden, Verantwortung zu übernehmen, bevor sie sanktioniert werden könnten.

### 4. Individualisierung der Gesundheitsrisiken

Gesundheit ist kein individuelles Persönlichkeitsmerkmal. Es wird zwar sehr wohl erkannt, dass sich individuelle Gesundheit nicht allein durch persönliche Anstrengungen erzeugen lässt, weil Gesundheit und Krankheit von einem komplexen Gefüge aus strukturellen Lebensbedingungen, milieugeprägter Lebensweise und individuellem Lebensstil bestimmt werden. Zu leicht wird jedoch vergessen, dass die Bevölkerungsgruppen, die das größte Erkrankungsrisiko tragen, im Durchschnitt auch die geringsten Möglichkeiten und Fähigkeiten haben, die Gesundheitsförderung in ihrem Verhalten zu berücksichtigen. Das liegt daran, dass die unterprivilegierten Schichten über weniger Freiheiten und finanzielle Möglichkeiten verfügen als Bessergestellte. Gesundheitsförderliches Verhalten muss man sich also zunächst einmal leisten können. Für diesen Zusammenhang wurde der Begriff des Präventions-Paradoxons geprägt. Will sagen: Die Ansätze der Prävention greifen oft deswegen nicht, weil die Ansätze zur Prävention in aller Regel diejenigen zuerst erreichen, die ihrer am wenigsten bedürfen. Und umgekehrt werden durch die Betonung der Eigenverantwortung diejenigen weiter benachteiligt, die ohnehin schon benachteiligt sind. Das zeigt, dass man mit dem Pathos der Eigenverantwortung eben *nicht* die Menschen erreicht, bei denen eine Bewahrung oder Verbesserung der Gesundheit von vitalem Interesse ist. Die Betonung der Eigenverantwortung ist hier eine zu einseitige Strategie, denn diesen Menschen fehlt es nicht an gutem Willen oder primär an Aufgeklärtheit, ihnen mangelt es an inneren

Ressourcen und vor allem an günstigen strukturellen Bedingungen.

Vor diesem Hintergrund ist der progrediente Abbau des Sozialen in der heutigen Zeit bedenklich. Denn je mehr man die soziale Sicherung zurückschraubt, desto mehr beraubt man die ohnehin unterprivilegierten Schichten der Chance, eigenverantwortlich zu werden. Dass das System in weiten Teilen dennoch so aufgebaut ist, liegt daran, dass das ökonomische Denken so weit verinnerlicht worden ist, dass wir gar nicht merken, wie sehr sich unser Gerechtigkeitsverständnis darunter verändert. Denn es ist nicht weniger als ein Wandel weg von der Bedarfsgerechtigkeit hin zu einer Leistungsgerechtigkeit. Und man verkennt, dass vieles im Leben eben nicht selbstverschuldet ist, sondern dass es soziale Benachteiligungen gibt, die erst ausgeglichen sein müssen, bevor wir überhaupt von einer Leistungsgerechtigkeit ausgehen können.

Wir schauen heute nur darauf, dass rein theoretisch keinem der Zugang zu den sozialen Leistungen verwehrt wird, unterschätzen aber dabei, wie unterschiedlich die Ausgangsbedingungen für diesen Wettbewerb sind. Das undifferenzierte Paradigma der Eigenverantwortung droht auf diese Weise unsere Gesellschaft zu entzweien: in zu würdigende Gesunde und zu sanktionierende Kranke.

### 5. Kranke und alte Menschen als Verlierer

Wenn man Prävention effektiv fördern will, muss man sich klarmachen, dass es nicht nur die Schichtzugehörigkeit ist, die über die Möglichkeiten zur Übernahme von Gesundheitsverantwortung entscheidet. Auch das Alter der Patienten spielt hier eine große Rolle – und in einem beträchtlichen Maße ihr aktueller Gesundheitszustand. Sowohl sozial schlechter gestellte als auch ältere und vor allem kranke Menschen verfügen über weniger Möglichkeiten, eine Gesundheitskompetenz zu erwerben, weil diese Gruppen einfach mehr Mühe haben, Informationen zu verstehen und sich mit anderen Personen über Fragen der Gesundheit auszutauschen. Gesundheitskompetenz hat also nicht nur etwas mit der Fähigkeit und Bereitschaft zur Wissensaneignung beispielsweise durch Lesen zu tun, sondern nicht zuletzt damit, ob diese Menschen tragfähige soziale Kontakte haben, die ihnen Gespräche über gesundheitsrelevante Fragen ermöglichen.

Wenn man ernsthaft an der Förderung von Gesundheitskompetenz und Eigenverantwortung interessiert ist, kommt man nicht umhin, den Patienten Gespräche mit anderen Menschen zu ermöglichen. Um Kompetenz zu erwerben, brauchen die Patienten Interaktionsmöglichkeiten – mit Freunden und Familienmitgliedern, aber insbesondere mit Ärzten als ihren zentralen Ansprechpartnern.

Gerade bei kranken Menschen geht es dabei nicht nur darum, sie zu aktivieren, sondern ihnen so viel Beistand und Begleitung zuteil werden zu lassen, dass sie dadurch lernen, mit ihrer Krankheit zu leben. Diesen Menschen wird man nur gerecht, wenn man als Vertreter der Heilberufe seine professionelle Verantwortung verspürt. Die Patienten haben eine Eigenverantwortung, aber die Überbetonung dieser Verantwortung könnte sie überfordern und die Heilberufe dazu verleiten, ihre professionelle Verantwortung als helfende Berufe zu vernachlässigen.

### 6. Eigenverantwortung braucht gemeinsame Verantwortung

Eigenverantwortung ist wichtig, aber sie muss an gemeinsame Verantwortung und damit an eine Gemeinwohlorientierung gekoppelt werden. Menschen können nur dann ein eigenverantwortliches Verhalten ausüben, wenn sie vorher gelernt haben, darauf zu vertrauen, dass die Gesellschaft sich mit ihnen solidarisiert, dass die Gesellschaft sie braucht, aus tiefer Überzeugung für sie eintritt. Je mehr den Menschen über das Eigenverantwortungsparadigma suggeriert wird, dass sie ihr Recht auf Hilfe auch verwirkt haben könnten, wenn sie sich nicht eigenverantwortlich verhalten, desto mehr werden sie sich demotiviert fühlen und zurückziehen (Schmidt 2008). Was werden beispielsweise adipöse Menschen denken und fühlen, wenn sie immer wieder in den Medien hören, dass Adipositas eine große finanzielle Belastung für die Gesellschaft sei, und wenn über die Betonung der Eigenverantwortung insgeheim der Irrglaube transportiert wird, dass die Adipositas vor allem Resultat eines fehlenden Willens sei? Diese Menschen werden dadurch nicht zu eigenverantwortlichem Handeln motiviert, sondern sie werden in die Frustration entlassen und komplett demotiviert. Sie werden womöglich gar in die Depression getrieben.

### 7. Eigenverantwortung braucht Vertrauen in das soziale Band

Um Eigenverantwortung überhaupt übernehmen zu können, bedarf es einer positiven Motivation, einer Grundempfindung, dass es sich lohnt, in dieser Gesellschaft zu leben, dass man sich getragen weiß von seiner Umwelt. Eigenverantwortung ist nur möglich, wenn der Patient dabei nicht alleingelassen wird; sie muss eingebettet sein in eine gemeinsame Verantwortung der Gesellschaft und vor allem der sozialen Systeme, wie der Medizin. Eigenverantwortung kann nur gedeihen, wenn sie gestützt wird durch eine gemeinsam gespürte Verantwortung. Ohne sie verdorrt jeder Keim der Eigenverantwortung. Die Eigenverantwortung gleicht einer Blüte, die sich entfalten kann, sofern der ganze Stamm der Persönlichkeit genügend gepflegt worden ist. Eigenverantwortung ist die Ernte, die man einfahren kann, wenn man zuvor der ganzen Person Zuversicht, Selbstwertgefühl und innere Stärke mitgegeben hat.

Was bedeutet das nun für die Medizin? Die Medizin bezog ihr zentrales Selbstverständnis bisher aus dem unumstößlichen Ethos, auf der Seite des Patienten zu stehen, ihm fraglos Hilfe anzubieten. Genau darin begründete sich das Vertrauen in die Humanität der Medizin (Maio 2012). Heute wird diese Fraglosigkeit des Helfens sukzessive außer Kraft gesetzt. Daher muss die Medizin signalisieren, dass sie sich unter keinen Umständen von ihrer Hauptaufgabe verabschieden wird, eine dem Patienten unauflösbare Verbindlichkeit zu geben: ihn niemals im Stich zu lassen. Erst durch das tiefe Bewusstsein, dass die Medizin ihm immer beistehen wird, ganz gleich, welche Kausalität auch vorliegen mag, wird sich ein Patient gestärkt fühlen, etwas für seine eigene Gesundheit zu tun.

Die größte Gefahr eines zu einseitigen Kults der Eigenverantwortung liegt somit darin, dass unsere Gesellschaft versucht sein könnte, unter Verweis auf die Verantwortung des Einzelnen eine soziale Errungenschaft aufzugeben: die Solidarität. Denn mittels des Konzepts der Aktivierung und der Eigenverantwortung wird ein spätkapitalistisches Ideal des Menschen als Unternehmer seiner selbst gepriesen und der Wert sozialer Orientierungen tendenziell abgeschwächt. Ein zu einseitiges Pathos der Eigenverantwortung könnte am Ende einmünden in eine Abschwächung des Gemeinsinns, in einen Verlust der Kräfte, die die Gesellschaft zusammenhalten, und in einen Bruch des Gemeinschaftsgefühls. Jeder Mensch kann nur dann eigenverantwortlich handeln, wenn er sich getragen fühlt von der Verlässlichkeit der sozialen Bindungen, wenn er um einen stabilen Bezugsrahmen weiß. Der Kult der Eigenverantwortung lässt diese gemeinwohlorientierte Grundlage immer weiter erodieren und löst in vielen Menschen Gefühle der Bedrohung und der Angst vor sozialer Kälte aus. Beide taugen nicht als Motivation zu eigenverantwortlichem Handeln. Deswegen muss das Konzept der Aktivierung und der Eigenverantwortung mit Besonnenheit verfolgt werden. Es darf nicht so sehr überstrapaziert werden, dass am Ende ein grundsätzlich guter Gedanke in seiner Totalisierung zu verheerenden Folgen führt, nämlich zu einem Zerfall der sozialen Bindungskräfte. Es gibt heute geteilte Werte, die nicht in dem Schlagwort des Unternehmers seiner selbst eingefasst werden können. Es gibt Werte, die über den Wert des persönlich-ökonomischen Erfolgs hinausreichen. Und das Bewusstsein um die Solidarität mit denjenigen, denen es schlecht geht, ist ein solch unbezahlbarer und unaufhebbarer Wert.

### 8. Der kranke Mensch oder: Das Recht, schwach zu sein

Wir haben oben festgestellt, dass gerade kranke Menschen Mühe haben, Gesundheitskompetenz zu erwerben, weil sie weniger Gelegenheit zur Interaktion mit anderen Menschen haben. Es muss also vor allem hier angesetzt werden. Gesundheitskompetenz zu fördern bedeutet eben nicht nur, die sozial benachteiligten Schichten zu unterstützen, sondern auch eine Anstrengung zu unternehmen, alte und kranke Menschen zu stützen.

Das Konzept der Aktivierung des Patienten ist angesichts einer akuten Erkrankung oft das falsche, weil der akut erkrankte Mensch das Recht darauf hat, zunächst einmal selbstbezogen und auch passiv zu sein. Er kann nicht von vornherein im Sinne der Patientenaktivierung zur Übernahme von Verantwortung motiviert werden, sondern muss erst einmal als kranke Person anerkannt werden, die leidend ist und sich in ihrem Leid auch schwach fühlen darf. Kranke Menschen haben ein Recht darauf, sich zurückzuziehen und somit schwach zu sein (Friesacher 2007). Sie dürfen nicht schablonenhaft mit dem Aktivierungsimperativ bedrängt werden, weil das für viele ernsthaft kranke Menschen in der akuten Krise einfach unpassend und bevormundend wäre. Erst wenn man kranken Menschen die Freiheit gibt, schwach sein zu dürfen, kann man Hoffnung haben, dass sie zu einer neuen Mündigkeit zurückfinden und der Aktivierung wieder zugänglich werden.

### 9. Gesundheitskompetenz ist mehr Haltung als Wissen

Kompetenz im Sinne einer Stärkung der Autonomie des Patienten ist etwas, was man erst lernen muss. Und sie hat nicht nur mit der Zugänglichkeit und der Verarbeitung von Informationen zu tun, sondern vor allen Dingen mit der Grundhaltung. Kompetent kann nur eine Person sein, die einen so souveränen Umgang mit ihrer Krankheit erlernt hat, dass sie sich nicht zu sehr auf die Wiederherstellung vollständiger Funktionsfähigkeit versteift, sondern lernt, sich mit dem Unabänderlichen so anzufreunden, dass sie auch im Kranksein ihre eigenen Gestaltungspotentiale entdeckt. Dazu gehört die Fähigkeit, die Krankheit nicht als Kränkung zu empfinden und die Angewiesenheit auf andere nicht als das Ende der eigenen Perspektiven.

Was heißt also Freiheit und Verantwortung, was meint Gesundheitskompetenz vor diesem Hintergrund? Für den Patienten heißt das, dass Eigenverantwortung nicht bedeuten darf, ihn einfach seinem Schicksal zu überlassen, sondern dass alle Heilberufe bereit sein müssen, Verantwortung für ihre Patienten zu übernehmen, und dass die Gesellschaft selbst sich der Verantwortung für die in Bedrängnis Geratenen nicht entziehen darf. Für den Gesunden bedeutet Gesundheitskompetenz, zu lernen, dass man nicht dem Ideal vollständigen Wohlbefindens hinterherlaufen darf. Gesundheitskompetenz bedeutet, mit Grenzen umgehen zu lernen, sich umorientieren zu können, sich nicht zu fixieren auf ein utopisches Ideal vollkommener Gesundheit. Gesundheitskompetenz bedeutet aber auch, sich nicht ausgeliefert zu fühlen, sondern selbst in prekären Verhältnissen und unter widrigen Bedingungen zu realisieren, dass jeder Mensch Potentiale hat. Diese Potentiale zu nutzen hängt nicht allein vom Geld ab. Es zählen auch die innere Einstellung und das Gefühl, einfach Freude entwickeln zu können am eigenen Sein.

Georges Canguilhem hat Gesundheit als Sicherheitsreserve an Reaktionsmöglichkeiten definiert: »Der gesunde Mensch misst seine Gesundheit an der Fähigkeit, die Krisen seines Organismus zu überstehen und eine neue Ordnung zu etablieren.« (Canguilhem 2013) Gesundheit ist nicht die Abwesenheit von Krankheit, sondern ein Zustand, in dem Krankheitsrisiken und Krankheitszustände als integraler Bestandteil des Lebens Berücksichtigung finden. Daher plädiere ich dafür, Gesundheit als eine Befähigung des Menschen zu beschreiben, sich zu seinen Beschränkungen und gar zu seinen Funktionseinbußen in einer Weise verhalten zu können, dass diese in das eigene Lebenskonzept integriert werden. Gesund ist eben nicht derjenige, der keine Beeinträchtigung hat, sondern derjenige, der einen guten, kreativen Umgang mit seiner eigenen Begrenztheit und seiner grundsätzlichen Verletzlichkeit gefunden hat. Gesund wäre also jemand, der sich, obwohl nicht alles funktionsfähig ist, nicht ausschließlich durch Krankheit bestimmt und ausgeliefert sieht. Dies hat Viktor von Weizsäcker treffend auf den Punkt gebracht: »Gesundheit ist nicht ein Kapital, das man aufzehren kann, sondern sie ist nur dort vorhanden, wo sie in jedem Augenblick des Lebens erzeugt wird.« (Weizsäcker 1956) Gesundheitskompetenz zu vermitteln muss letzten Endes bedeuten, den Menschen die Augen zu öffnen für ihre inneren Potentiale, die sie auch im Kranksein haben. Und schließlich heißt Gesundheitskompetenz, den Menschen zu zeigen, dass Gesundheit letztlich ein Geschenk ist, das man unverdientermaßen erhalten hat und das man deswegen jeden Tag in Freude und vielleicht gar in Dankbarkeit hüten muss.

Gesundheit und Krankheit erscheinen uns immer weniger als Geschicke, als Fügungen, sondern immer mehr als Resultate, als Produkte unserer eigenen Handlungen, ja als Erzeugnisse unseres eigenen Willens. Nicht nur medizinische Ratgeber, sondern zunehmend auch Praxen und Kliniken lassen Gesundheit als etwas erscheinen, das man mit genügend Mühe und Investition auch garantiert erreichen kann, als eine planbare Leistung. Der gesunde Körper wird als Zeichen dafür gesehen, dass man hart genug an sich gearbeitet hat (Böhme 2003). Im Gegenzug wird der Krankgewordene sich zumindest unterschwellig der Frage ausgesetzt sehen, warum er denn krank geworden sei und ob er sich denn nicht gesund ernährt oder etwa die Vorsorgeuntersuchungen nicht in Anspruch genommen habe. Gesundheit ist aber nicht nur eine Leistung, sondern, wie gesagt, auch ein unverdientes Geschenk, und Krankheit sollte nicht mit dem Begriff der Schuld und Strafe in Verbindung gebracht werden, weil man damit eine grundlegende Entsolidarisierung einleiten würde. Es gilt vielmehr, positive Anreize zu schaffen, ohne zu signalisieren, dass man sich von den Krankgewordenen distanzieren möchte. Es gilt zu motivieren und nicht mit Strafe zu drohen. Es ist ein großer Unterschied, ob man eine Präventionskampagne startet, um Gesundheit zu fördern, oder ob man sie startet, um Gesundheit zu fordern. Der Grat zwischen fördern und fordern ist nicht nur semantisch sehr schmal. Eine Gesundheit fordernde Gesellschaft wird die sozialen Unterschiede in der Gesellschaft weiter befördern.

### 10. Nicht Eigenverantwortung statt Sorge, sondern Eigenverantwortung durch Sorge

Die gegenwärtige Ära der Ökonomisierung, Individualisierung und Entsolidarisierung ist für den sozialen Charakter der Medizin eine große Herausforderung, weil zu befürchten ist, dass die Medizin sich dadurch grundlegend verändert und sich von ihrem genuin helfenden, sozialen Auftrag entfernt, um am Ende vom Helfer zum Richter über den Patienten zu mutieren. Es bleibt zwar eine zentrale Anforderung an die Medizin, Patienten dabei zu helfen, zu einer gesundheitsfördernden Lebensweise zu gelangen, aber gleichzeitig sollte das Bewusstsein bewahrt werden, dass die medizinische Hilfe für kranke Menschen nicht mit der Diskussion einer etwaigen individuellen Schuld verknüpft werden kann – auch wenn diese im praktischen Einzelfall hier und da offenkundig sein mag. Aus guten Gründen folgt ärztliches Handeln von jeher dem Ideal des bedingungslos Helfenden. Versuche, dieses Paradigma aufzuweichen, rütteln an den Grundfesten der Medizin als soziale Praxis.

Damit die Medizin Anwältin des Patienten bleiben kann, braucht sie strukturelle Rahmenbedingungen, die es ihr ermöglichen, in Beziehungen zum Patienten zu investieren, ohne gleich Belege beibringen zu müssen, dass sich dies unmittelbar ausgezahlt hat. Die Förderung der Eigenverantwortung durch die Beziehung zum Patienten ist eine goldene Investition in die Zukunft und sollte als Eigenwert und ohne unmittelbare Renditeerwartung auch vom System honoriert werden. Denn diese Beziehung zum Patienten birgt die Chance, dass dadurch eine Verantwortungsfähigkeit ermöglicht wird, eine Befähigung, die erst durch eine soziale Unterstützung hin zur Eigenverantwortung heranwachsen kann. Daher lautet die ethische Devise für die Zukunft: Nicht Eigenverantwortung statt Sorge, sondern Eigenverantwortung durch Sorge.

# X. Für eine Aufwertung der Beziehungsmedizin

Wir haben einen großen Bogen gespannt: von den konkreten Auswirkungen der Ökonomisierung der Medizin über die abstrakt-theoretischen Hintergründe bis hin zu den heutigen Erwartungen an Arzt und Patient. Kernpunkte meiner Reflexionen waren die veränderten Deutungsmuster der ärztlichen Tätigkeit, die Subtilität, mit der sich die ärztliche Rolle zur Zeit wandelt, aber vor allen Dingen die unausgesprochene Übernahme eines medizinfremden Denkens, was zu einer inneren Umprogrammierung der Ärzte führt, bis sie am Ende gar nicht mehr als Ärzte erkennbar sind, sondern vielmehr als weisungsgebundene Vollstrecker eines von außen programmierten Wirtschaftsbetriebs, in dem sie als Ärzte fast nichts mehr selbst zu entscheiden haben und stattdessen nur noch einem Plan folgen, der nicht der ihre ist.

Nun drängt sich unweigerlich die Frage auf, was geschehen soll. Ein Zurück in alte Systeme kann keine geeignete Lösung sein, zumal das alte System geradezu zur Verschwendung einlud. Aber das Pendel ist nun zu stark in die andere Richtung ausgeschlagen. Es gilt, ein vernünftiges Maß zu finden. Die Frage ist, wie die Bedürfnisse kranker Menschen wieder ins Zentrum des Wirtschaftens gerückt werden können, ohne dass sie unter dem Diktat der Effizienzsteigerung und der Orientierung an Erlösen zur Nebensache, ja zur Stellschraube werden. Die mögliche Forderung nach mehr Geld wird der Sache nicht gerecht, denn das fehlende Geld ist nicht das Grundproblem, prekär sind vielmehr die Anreize, die dieses auf Ökonomie getrimmte System bietet. Das System folgt der Logik einer industriellen Produktion. Es belohnt das schnelle Durchschleusen von Patienten und damit das Denken in mechanistischen Kategorien. Wir aber brauchen ein System, das dem ganzen Menschen in seinem Kranksein gerecht wird, das ihn in den Mittelpunkt stellt, nicht die mit ihm zu erwirtschaftenden Erlöse.

Das gegenwärtige System fördert ein rational-distanziertes Handeln nach Regeln und Standards. Dieses Handeln ist notwendig, es muss aber ergänzt werden durch ein kontextgebundenes, am Einzelfall orientiertes und lebensweltlich eingebettetes Wissen. Nur dieses Wissen ermöglicht ein situativ angemessenes und teilnehmendes Handeln.

Die Kerntätigkeit des Arztes ist nicht vollständig formalisierbar, weil es um eine adäquate Situationsdeutung geht, die nicht allein von Regeln abgeleitet werden kann, sondern immer in gewisser Weise herbeigeführt, also durch Beurteilung und Abwägung erschlossen werden muss. Gleichwohl ist die Medizin auf ein ritualisiertes Handlungsmuster angewiesen. Ihre Professionalität liegt darin, Abstand von der unmittelbaren Situation nehmen und abstrahieren zu können; dennoch muss man angemessen auf die Situation reagieren können, und dazu bedarf es einiger Grunddispositionen. In die Entwicklung dieser Grunddispositionen muss neu investiert werden. Die Rahmenbedingungen müssen Raum schaffen für eine Fürsorgerationalität, für eine zwischenmenschliche Beziehung zwischen Arzt und Patient. Heute jedoch bestimmt ein technisch-rationales, ein zweckrationales Denken nicht nur die Bedingungen, unter denen der Kontakt zwischen Arzt und Patient zu erfolgen hat, sondern sogar die Inhalte selbst. Und so verwechselt man Rahmenbedingung und Inhalt; der Kern ärztlicher Tätigkeit wird ausgehöhlt, und die Strukturen füllen den Inhalt aus.

Wenn aber der Inhalt nur noch aus Strukturen besteht, wird der Patient selbst auf eine Struktur reduziert, die »gemanagt« werden muss, und der Arzt zum Planerfüller. Dabei wird übersehen, dass Fürsorge nicht allein eine planmäßig organisierte Hilfeleistung sein kann, sondern von dem Gefühl getragen werden muss, dass man mit dem Patienten eine Gemeinschaft bildet. Karl Jaspers sprach sogar von einer »Schicksalsgemeinschaft«. In jedem Fall kann es Fürsorge ohne diese innere Zuwendung zum anderen nicht geben, und da kann man noch so optimal alles organisiert und planmäßig-rational abgewickelt haben.

Bei aller Notwendigkeit wirtschaftlichen Denkens muss in Zukunft mehr in die Etablierung einer Medizin investiert werden, die sich als Beziehungsmedizin versteht, als eine sprechende Medizin, die anerkennt, dass Zuwendung eine heilende Kraft im Patienten freisetzt. Über die Zuwendung kann dem Patienten nicht nur eine neue Funktionsfähigkeit mitgegeben werden, sondern auch das Gefühl, wertvoll zu sein, auch dann, wenn eine Funktionseinschränkung bleibt. Der ökonomisch motivierte Trend zur Prozeduralisierung der Arzt-Patienten-Interaktion stellt letztlich eine Geringschätzung all dieser sozial-relationalen Implikationen des therapeutischen Handelns dar. Innerhalb dieses Trends wird schlichtweg verkannt, dass aus Beziehungen heraus ein Mensch eine neue Sicht auf die Welt, auf sich selbst entwickeln kann, dass die Beziehung gerade auch zu seinem Arzt für den Patienten ein Reichtum bedeuten kann.

Ein Arzt muss sich nicht selten mit existentiellen Erfahrungen wie Verlust, Trauer, Krise oder dem Abschied von Lebenskonzepten beschäftigen. Dieser existentielle Zusammenhang bringt den Patienten in eine Situation der Angewiesenheit. Dem in Not sich befindenden Patienten ist nicht einfach durch die Erfüllung einer unpersönlichen und formalen Norm zu helfen, sondern erst dadurch, dass er sich aufgehoben fühlt, dass er seinem Arzt vertraut. Dies lässt sich innerhalb einer menschlichen Beziehung erreichen, nicht jedoch in einer formalen Geschäftsbeziehung.

## 1. Notwendige moralische Anreize für eine Beziehungsmedizin

Und so kommen wir auf den Anfang zurück. Der Kontakt des Arztes zum Patienten, das Gespräch mit ihm, ist nicht, wie häufig suggeriert wird, ein betriebswirtschaftlicher Luxus oder eine Störvariable, sondern es ist der Kern ärztlicher Tätigkeit. Denn nur das Gespräch ermöglicht am Ende eine Entscheidung darüber, was gut für den Patienten ist, und nur das Gespräch kann den Weg für das weitere Vorgehen bahnen. Die implizite Vorgabe an die moderne Medizin, die Gesprächszeit mit dem Patienten zu minimieren, ist Resultat eines Missverständnisses in Bezug auf den eigentlichen Auftrag der Medizin und stellt eine unverantwortliche Sparmaßnahme dar.

Es muss nach Möglichkeiten gesucht werden, wie dieses Gespräch und die psychosoziale Betreuung des Patienten wieder gestärkt und aufgewertet werden kann, damit engagierte Ärzte nicht sanktioniert werden, sondern Wertschätzung erfahren. Gerade weil Patienten vulnerable, angewiesene Menschen sind, darf die Beziehung zu ihnen nicht einer Herrschaft des bloßen Formalismus und der betrieblichen Unpersönlichkeit geopfert werden. Der einzelne Arzt ist nicht nur ein Funktionsträger, er ist immer zugleich in einer zwischenmenschlichen Beziehung zum Patienten. Daher muss eine neue Kultur der Sorge gefördert werden, durch die auch den jungen Ärzten vermittelt wird, dass sie in jeder Begegnung mit dem hilfsbedürftigen Menschen eine Gelegenheit erhalten, Sinn zu stiften durch die Verbindung von professionellem Können und gelebter Mitmenschlichkeit.

Ernsthaft kranke Menschen benötigen Sachkenntnis und Evidenz. Aber das reicht nicht. Wenn es um chronische Krankheiten geht, brauchen diese Patienten Begleiter, die verstanden haben, was die Krankheit für sie, für ihr Leben bedeutet. Sie bedürfen eines Arztes, der nicht einfach verordnet, sondern der versteht und verstehend eine Beziehung eingeht. Nur aus dieser Beziehung heraus wird der Arzt erspüren, was er tun kann, um dem Patienten zu helfen, selbst zu seiner Gesundung beizutragen. Er braucht einen Arzt, der in der Begegnung mit dem Patienten in der Einzelsituation eine singuläre Entscheidung fällt, die erfahrungsgesättigt ist und Wissen anwendet, zugleich aber auch Raum lässt für Intuition, Gespür, Erfahrung. Er braucht einen Arzt, der erspüren kann, wie er die inneren Ressourcen des Patienten mobilisieren kann, wie er ihn sozusagen selbständiger machen kann, ihn befähigen kann, mitzuwirken am Heilungsprozess. Der Patient braucht eine Helfer-Persönlichkeit, die ihn herausholt aus seiner krankheitsbedingten Hilflosigkeit und ihm hilft, sein Leben zu leben, auch mit seiner Krankheit, mit seiner Wunde, mit seiner rheumatorischen Arthritis, mit seinem Diabetes; die ihm hilft zu realisieren, dass seine Krankheit, so widerständig sie auch sein mag, doch ein Teil seiner Biographie ist und dass es gilt, zu lernen, mit der Krankheit zu leben. Solch einen Arzt bräuchte ein Patient mit einer chronischen Krankheit. Einen Arzt, der ihn durch Höhen und Tiefen begleitet. Und er bräuchte einen Arzt, der nicht nur handwerklich und technisch auf der Höhe ist, sondern der bei jedem Schritt immer den ganzen Menschen im Blick hat, den Menschen mit seiner Lebensgeschichte und seinen spezifischen Ressourcen.

Ärztliche Behandlung, das ist auch Unterstützung, Sorge um den anderen. Um dies tatsächlich leisten zu können, muss der Arzt die Ressourcen des Patienten mobilisieren können. Ohne eine entsprechende Anleitung, ohne eine Grundbefähigung zu einer Mitgestaltung der Behandlung wird der Erfolg nur schwer möglich sein. Wir denken immer, dass es für den Gesundungsprozess einfach nur der optimalen und geeigneten Verfahren bedarf, aber dies ist eine vereinfachte Sicht auf die Dinge. Es muss das geeignete Verfahren innerhalb einer guten Beziehung sein; ohne diese wäre die Behandlung einer chronischen Krankheit auf Dauer nicht möglich. Hierzu braucht es von Seiten des Arztes viel Geduld; er muss dem Patienten das Gefühl vermitteln, dass man unbeirrbar an dem tagtäglichen Versuch festhalten wird und dass man selbst an eine Besserung glaubt.

Kurzum: Für die effektive Behandlung von ernsthaft kranken und chronisch kranken Menschen bedarf es einer Kombination von Evidenz und Beziehung. Dass es diese Kombination bereits möglichst früh im Studium und später in der Weiterbildung zu erlernen und erfahren gilt, versteht sich von selbst, aber es muss auch finanziell belohnt werden, wenn man eine Beziehungsmedizin lebt. Die Anreize dürfen nicht so sein, dass nur das invasive Verfahren honoriert und die konservativen Maßnahmen nur wenig bezahlt werden; die Art der Vergütung prägt schon eine bestimmte Art von Medizin, und hier gilt es unbedingt gegenzusteuern.

Die Betreuung von Kranken darf nicht zu einer reinen Pflichterfüllung verkommen, es geht nicht ohne Begeisterung und Hingabe. Hierbei ist der Einsatz der ganzen Person gefordert. Mit Freude Arzt zu sein ist die Grundlage für eine humane Medizin, und das System muss so strukturiert werden, dass gerade die persönlich engagierten Ärzte durch eine Kultur der Wertschätzung ihres sozialen Engagements und durch eine moralische wie finanzielle Belohnung wieder neu Freude am Arztsein entwickeln.

### 2. Ärzten muss ermöglicht werden, medizinisch zu entscheiden und nicht ökonomisch

Der Arzt, so haben wir gesehen, soll steuerbar gemacht werden, er soll sozusagen eine den strukturellen Vorgaben angepasste und damit von außen vorgegebene Rolle übernehmen und sich von der inneren Identität, die ihn als Arzt definiert, komplett lösen. Angepeilt ist der Arzt, der den Erwartungen seiner oft privatwirtschaftlich organisierten Krankenhäuser entspricht. Aber damit gibt er seine Identität als Arzt auf. Denn unverzichtbar und konstitutiv für diesen Berufsstand ist das Selbstverständnis, nicht private Interessen zu vertreten, sondern einem öffentlichen Auftrag zu folgen. Der Arzt kann seine »Dienste« nicht einfach auf dem Markt verkaufen, weil sie ein öffentliches Gut sind und er selbst Teil eines öffentlichen Systems. Er darf nicht privaten Interessen nachgehen, seien es die partikularen Interessen der Klinikkonzerne, seien es die partikularen Interessen der Patienten, die ihn möglicherweise dazu benutzen wollen, um eigenen Profit zu machen oder um das System auszubeuten oder um sich selbst zu schädigen.

Solange sich der Arzt Arzt nennt, bekennt er sich dazu, dem Gemeinwohl zu dienen, doch daraus folgt nicht, im Interesse der Effizienz einzelnen Patienten die Hilfe zu versagen oder eine Priorisierung vorzunehmen. Gemeinwohl kann hier nur heißen, dass der Arzt das Ganze im Blick haben muss und daher die öffentlichen Gelder nicht verschwenden darf, auch wenn das der einzelne Patient für sich wünschen würde. Gemeinwohlverpflichtung heißt aber auch, dass der Arzt seine vom Staat finanzierte Ausbildung nicht dazu missbrauchen darf, sie in den Dienst der Gewinnmaximierung zu stellen, weil das eine Zweckentfremdung wäre. Deswegen müssen Ärzte noch deutlicher klarmachen, dass sie als Vertreter öffentlicher Interessen nur dort und nur so arbeiten werden, wie es dieser letzten Zielsetzung ihres Arztberufes gerecht wird. Es findet ja momentan eine so subtile Umprogrammierung ihres Berufsstandes statt, dass die Ärzte darüber immer mehr verdrängen könnten, dass sie eigentlich einen anderen Auftrag haben, als ihnen tagtäglich suggeriert wird.

Befriedigung durch die ärztliche Arbeit ist nur möglich, wenn die Ärzte nicht das Gefühl haben, lediglich der Gewinnmaximierung zu dienen, sondern ihren Auftrag als Ärzte gut erfüllt, das geleistet zu haben, wofür sie angetreten sind. Ärzte brauchen das Gefühl, dass sie ihren Patienten gerecht geworden sind, dass sie sich für sie einsetzen konnten und sie dann entlassen haben, als sie wussten, es geht ihnen besser. Die persönliche Zufriedenheit der Ärzte ist das zentrale Fundament einer guten Betreuung. Jede ökonomisch in Kauf genommene Unterversorgung evoziert Gewissensbisse und hinterlässt Frustrationsgefühle. Daher ist es unabdingbar, die Strukturen so zu gestalten, dass den Ärzten ermöglicht wird, ihrem Dienst am Menschen gerecht zu werden.

Natürlich muss man dafür sorgen, dass das Sozialsystem nicht missbraucht wird, man darf aber die Ärzte nicht mit externen Vorgaben so sehr in ein Korsett zwängen, dass sie ihre ethischen Normen nicht mehr erfüllen können.

Daher müssen Ärzte viel entschiedener formulieren, wofür sie eigentlich angetreten sind und für welche Ziele sie bereit sind zu arbeiten. Die Ärzte müssen zu einer Gemeinschaft zurückfinden und noch deutlicher kommunizieren, dass sie nicht bereit sind, ihre Fürsorgerationalität aufzugeben. Sie müssen sich aktiv für die medizinische Logik einsetzen und sich von den bloß ökonomischen Bewertungsmustern ihrer Arbeit distanzieren. Denn allein die Patienten sind es, die dem Arzt seine Existenzberechtigung verleihen.

### 3. Medizin braucht Anreize für eine ganzheitliche Betreuung

Unter ökonomischem Druck versucht man heute, das ärztliche Handeln auf die Ausführung festgelegter Handlungsschemata zu reduzieren. Das jedoch führt zu einer Deprofessionalisierung, die sich am Ende gegen die Patienten selbst richtet. Deshalb ist es wichtig, zu realisieren, dass sich das soziale Handeln in einem dialektischen Spannungsfeld zwischen

Strukturen und Verstehen vollzieht, zwischen einem strukturfunktionalistischen und einem hermeneutisch-phänomenologischen Zugang auf den Patienten. Das eine geht nicht ohne das andere. Nur auf Hermeneutik zu setzen ohne Strukturen und Regeln würde das Soziale und die Fähigkeit zu sozialem Handeln genauso gefährden wie die alleinige Konzentration auf Regelwerke ohne das Situationsverstehen. Daher gilt es, ein ausgewogenes Verhältnis dieser beiden Zugänge zu ermöglichen.

Die Ökonomisierung der Medizin jedoch führt zu einer einseitigen Fokussierung auf das strukturfunktionalistische Denken. Hinzu kommt die zunehmende Entwertung aller spontanen und singulären Reaktionen: Was unerprobt und nicht empirisch belegt ist, wird als »unwissenschaftlich« gebrandmarkt. Das eigentliche Ziel dieser Abqualifizierung ist, die Ärzte von ihren spontanen Impulsen abzubringen, weil Spontaneität die Planbarkeit der Bilanzen gefährdet.

Daher bedarf es neben der zentralen Orientierung am Wissenschaftlichen einer neuen Aufwertung des Zwischenmenschlichen, der Begegnung zwischen Arzt und Patient, einer Aufwertung der spontanen Regungen wie Mitgefühl und persönliche Anteilnahme. Es bedarf einer neuen Sensibilisierung dafür, in welcher Situation sich Patienten befinden, wenn sie ernsthaft krank sind. Es muss neu in der Medizin vermittelt werden, dass diese Patienten oft Menschen sind, die verzagen, die ihre Hoffnung verlieren, die verzweifeln, weil sie denken, dass sie keine Perspektiven mehr haben. Diese Menschen brauchen andere Menschen, die ihnen den Blick dafür öffnen, dass auch sie viele Ressourcen in sich tragen, die man nur mobilisieren muss. Ärztliche Hilfe ist nicht nur das Verschreiben des richtigen Medikaments. Der Kern der ärztlichen Hilfe ist die Investition in diesen Bewusstseinsprozess des Patienten selbst, in den Prozess der psychischen Stabilisierung und in den Prozess, auch dann, wenn die Luft enger geworden ist, immer noch die eigene Lebendigkeit zu erkennen. Das aber geht nicht ohne ein Gegenüber, das sich dazu verschrieben hat, den Kranken als ganzen Menschen anzuerkennen, also Empathie für ihn zu empfinden. Ohne diese Empathie, ohne ein Mitgefühl wird der Patient in seiner Verzweiflung alleingelassen, und da wird das beste Medikament schlichtweg nichts nützen. Man kann es auch so sagen: Durch die Ökonomisierung nimmt die Bedeutung der systemischen Rationalität zu, und die lebensweltliche Perspektive verliert an Bedeutung. Helfen kann man aber nicht allein durch Systemrationalitäten, sondern erst wenn auch das Lebensweltliche zur Geltung kommt: Beratung, Fürsorge, Begleitung, Verstehen.

Die heutigen Ärzte tragen die Verantwortung für die Medizin, die gegenwärtig betrieben wird. Daher sind auch sie aufgefordert, nach Wegen zu suchen, wie ein gesunder und konstruktiver Dialog zwischen Medizin und Ökonomie so ausgestaltet werden kann, dass der Arzt sich am Ende mithilfe der Ökonomie auf seine Kernkompetenz konzentrieren kann: sich der mitmenschlichen Hilfe für seine ihm anvertrauten und hilfesuchenden Patienten zu verschreiben.

Die Ärzte müssen aufzeigen, dass sie einen sparsamen Umgang mit Ressourcen mittragen und keine Verschwendung betreiben, aber dass sie an ihrem Anliegen, Zuwendung zu geben, festhalten werden. Denn je mehr die Ärzte selbst die ökonomische Logik verinnerlichen, desto tiefer manövrieren sie sich in ihre eigene Machtlosigkeit. Ärzte dürfen nicht länger Opfer einer ökonomischen Sachzwanglogik sein. Sie müssen eine womöglich bereits bestehende Identifikation mit den ökonomischen Imperativen abstreifen, das Bestehende hinterfragen, sich Denkverboten verweigern und sich nicht in erster Linie als Anwälte der Klinikbilanzen verstehen, sondern als Anwälte ihrer Patienten. Und weil sie ihre Anwälte sind, müssen sie im Zweifelsfall die Interessen der Patienten auch gegen die Strukturen, gegen die Kassen, gegen die Krankenhausleitungen vertreten. Es liegt in der ärztlichen

Verantwortung, sich für die Interessen der Patienten einzusetzen und auf Missstände hinzuweisen, wo ihnen die Strukturen nicht mehr erlauben, diesen Interessen der Patienten im Alltag gerecht zu werden.

### 4. Krankenkassen: Sprechender Dialog mit den Ärzten statt formalisierter Kontrolle

Auch die Sozialversicherer sollten den Dialog suchen; sicher müssen auch Kontrollen vorgenommen werden, aber die bisherige Form der schriftlichen Anfragen über den MDK halte ich für wenig geeignet, um eine gute Motivationsstruktur bei den Ärzten zu erzielen. Da die Nachfragen des MDKs in den letzten Jahren spürbar zugenommen haben und diese jeweils schriftlich beantwortet werden müssen, haben die Ärzte einen enormen Mehraufwand zu bewältigen; die Zeit dafür müssen sie sich in ihrem sehr verdichteten Arbeitsalltag zusätzlich abringen. Allein die schiere Anzahl der Anfragen hat einen demotivierenden Effekt, weil Ärzte sich zuweilen in ihrem Einsatz für ihre Patienten nicht wertgeschätzt fühlen. Angesichts des hohen zeitlichen Aufwands und ihrer überschaubaren zeitlichen Ressourcen versuchen die Ärzte von sich aus im vorauseilenden Gehorsam alles zu unterlassen, was auch nur im Entferntesten eine Nachfrage des MDK heraufbeschwören könnte. Diese Vermeidungsstrategie führt dazu, dass das System der Anfragen das Engagement der Ärzte unterminiert. Sie gehen den Weg des geringsten Widerstandes, was ihren Patienten sicher nicht zum Vorteil gereicht. Ärzte, die sich persönlich für ihre Patienten einsetzen, müssen vielmehr besondere Wertschätzung erfahren, statt sanktioniert zu werden.

»Für Ihr Leben gern«, lesen wir jetzt auf Plakaten, mit denen der selbstlose Einsatz der Ärzte gewürdigt wird, aber in der Realität sieht sich der Arzt, der sich besonders engagiert, eher zur Rechenschaft gezogen als positiv bestätigt. Statt der schriftlichen Anfragen wäre auch hier ein konstruktiver Dialog vonnöten, wie er zum Beispiel durch persönliche Besuche besser bewerkstelligt werden kann, durch ein Gespräch, das institutionalisiert werden könnte anstelle der unpersönlichen schriftlichen Anfragen.

## 5. Dialog zwischen Medizin und Ökonomie

Eine Entökonomisierung allein ist sicher keine Garantie für mehr Humanität, aber eine unangemessene Übertragung ökonomischen Denkens auf die Medizin gefährdet die Humanität. Daher bedarf es hier eines konstruktiven Dialogs. Von den Ärzten wird erwartet, dass sie lernen, ökonomisch zu denken, aber es ist noch wichtiger, dass die Ökonomen lernen, medizinisch zu denken, damit sie wissen, wo ökonomisches Denken angemessen ist und wo es dem medizinischen Denken das Feld räumen muss. Ökonomie und Medizin sind nicht per se Antipoden, aber sie sind auch nicht deckungsgleich. Es geht folglich nicht um Ablehnung, sondern darum, die angemessene Übertragung, die richtige Passung zu finden. Momentan findet keine Passung statt, was gerade dort verhängnisvoll ist, wo die Regeln zu starr sind.

So sind zum Beispiel standardisierte Vorgaben wie eine untere oder obere Grenzverweildauer, also wie lange ein Patient zur Behandlung in der Klinik bleibt, unangemessen; jeder Patient ist anders, und die Kompetenz des Arztes liegt in seiner Fähigkeit, das allgemeine Wissen auf das Individuum Patient zu übertragen. Je rigider die Vorgaben sind, desto mehr werden Ärzte gezwungen, ihre am Wohl des Patienten ausgerichtete Logik zu verlassen und nach medizinfremden Kriterien zu entscheiden. So werden manche Patienten in der Klinik belassen, obwohl sie nach Hause gehen könnten, nur um die untere Grenzverweildauer nicht zu unterschreiten. Und andere werden auch dann nach Hause geschickt, wenn die Ärzte wissen, dass es für die Wundheilung oder für die Mobilisation besser wäre, sie würden noch ein paar Tage bleiben. Dies sollte nicht zugelassen werden. Natürlich müssen Ärzte angehalten werden, keine Ressourcen zu vergeuden, aber dies in einer Weise zu tun, die die medizinisch-ärztliche Logik außer Kraft setzt, wird auf Dauer kontraproduktiv sein.

Eine solche Formalisierung nach ökonomischen Kriterien richtet sich grundlegend gegen das Wohl des Patienten, denn der Patient möchte nach medizinischen, nicht nach ökonomischen Kriterien behandelt werden. Daher sind die Ärzte es ihren Patienten schuldig, für ihre medizinischen Kriterien neu einzutreten. Auch von politischer Seite muss mehr darauf vertraut werden, dass Ärzte am besten wissen, was für ihre Patienten gut ist. Die Standardisierung der Abläufe sollte aufgegeben werden, weil sie eine Nichtnutzung wertvoller ärztlicher Kompetenzen bedeutet und sich gegen die Erwartung der Patienten richtet.

### 6. Ermöglichung von Zeit, Aufmerksamkeit, Gespräch und Wertschätzung

Für die Ermöglichung einer guten Betreuung der Patienten bedürfen die modernen Kliniken und Praxen einer grundlegenden Umstrukturierung, damit die Ärzte ihren Patienten Folgendes zukommen lassen können:

Da ist erstens *die Zeit*. Ein betreuender Arzt muss Zeit zu verschenken haben, um dem Patienten kundzutun, dass er für ihn Sorge tragen möchte. Er braucht einen Rest nicht verplanter Zeit, damit er signalisieren kann, dass er für die Nöte, die Fragen, die Ängste des Patienten ansprechbar ist. Ein Arzt ohne frei verfügbare Zeit kann noch so sehr alles regelgerecht vollziehen, er wird am Ende das Gefühl haben und auch hinterlassen, dem Patienten doch etwas schuldig geblieben zu sein, weil er ihm nicht die Chance gegeben hat, tatsächlich eine Begegnung mit seinem Arzt zu erleben. Aber der Arzt braucht die Zeit auch für sich, für seine eigene Bewusstseinsbildung. Je mehr die Ärzte in starre Zeitkorsetts eingezwängt werden, desto mehr werden sie dazu gezwungen, einfach nur zu funktionieren. Sie handeln nur noch, aber sie handeln ohne Besonnenheit, ohne über ihr Tun zu reflektieren. Die Zeitökonomie raubt den Ärzten den Freiraum zum Nachdenken, zum Überdenken, zum gedanklichen Austausch. Patienten sind angewiesen auf Ärzte, die genügend Zeit haben, über ihre Handlungen nachzudenken und sich in Ruhe mit anderen Ärzten zu besprechen. Diese Zeit muss den Ärzten zugestanden werden.

Zweitens müsste der Arzt dazu befähigt werden, seine *Aufmerksamkeit* zu geben; die Möglichkeit, dem anderen zuzuhören, in ihn hineinzuhorchen, Interesse an ihm zu entwickeln. In der modernen Medizin sind wir zu sehr auf das Sehen ausgerichtet, auf das optisch Wahrnehmbare und Objektivierbare; zu wenig wird der Stellenwert des Hörens unterstrichen, das Hören als eine tiefe Form der Aufmerksamkeit. Das geht aber nur mit einer entsprechenden Grundstimmung: ohne Eile, ohne Hast, ohne strikt vorgegebenes Ziel, ohne Zielvereinbarung. Aufmerksamkeit kann man nur ohne Anspannung schenken, ohne Druck, ohne einen Imperativ, und sei es der Imperativ des Erfolgs. Aufmerksamkeit schenken kann man nur innerhalb einer Grundstimmung des Wohlwollens, das einfach da ist in seiner Offenheit für den anderen, Wohlwollen, das die Bereitschaft mitbringt, sich auf die Welt des anderen einzulassen und sich dabei von dieser Welt auch überraschen zu lassen. Das Sich-Einlassen setzt eine Grundhaltung des Warten-Könnens voraus, des Nicht-Wissen-Könnens, was die Begegnung eröffnen wird. Aufmerksamkeit erfordert ein solches Offenbleiben, das sich einer Definition des Patienten, einer Subsumierung unter eine DRG-Diagnose grundlegend widersetzt.

Das dritte Element einer humanen Medizin ist *das Gespräch*: Die Basis einer personalen Medizin vermittelt sich schon über die Erscheinung des Arztes, seine Körperhaltung, seine Mimik, seinen Tonfall, seine Gesten, seinen Blick. Aber sie vermittelt sich auch durch eine authentische Kommunikation, die mehr sein muss als eine Übermittlung korrekter Informationen. Denn genau darin liegt die Kurzschlüssigkeit einer auf Effizienz ausgerichteten Medizin: Sie betrachtet die Kommunikation nur funktionalistisch und erkennt nicht an, dass sich über die Kommunikation die ganze Grundhaltung vermittelt. Durch die Ökonomisierung der Medizin und die damit verbundene Arbeitsverdichtung fällt das ungeplante und spontane Gespräch zwischendurch weg, das Gespräch, das nicht sein muss, das für den Patienten jedoch eine zentrale Bedeutung erlangen kann. Dieses supererogatorische Gespräch wird Zug um Zug wegrationalisiert. Und dabei ist es doch gerade das Wort, das den Patienten Hoffnung vermitteln kann. Das Wort, das den Menschen zu tragen vermag, das Wort, das dem anderen zum Ausdruck bringt, dass er nicht alleine ist, das Wort, das Zuversicht und Trost spenden kann. Die Macht des Wortes, die sich entfaltet, wenn das Wort von innen kommt.

Ein Letztes und Grundlegendes, was den Ärzten ermöglicht werden muss zu geben, ist *die Wertschätzung*. Erfüllung in seinem Beruf kann ein Arzt doch nur finden, wenn es ihm gelingt, sich eine grundlegende Wertschätzung für den Patienten zu bewahren und diese ihm auch zu bekunden. Wenn es ihm glückt, das zwischenmenschliche Band zwischen Arzt und Patient sichtbar zu machen. Aber Zwischenmenschlichkeit kann man nicht verordnen, und man kann sie nicht im Managementsystem abhaken. So kann man auch die Menschlichkeit, auf die jeder kranke Mensch angewiesen ist, nicht einfach strategisch einbauen, man kann sie nicht einfach ›machen‹, sondern sie muss sich einstellen, in jeder Situation neu. Damit dies aber geschehen kann, müssen die Rahmenbedingungen ärztlicher Tätigkeit stimmen. Die Strukturen müssen der Menschlichkeit Raum geben, damit sie gedeihen kann. Dazu muss es einen Konsens geben, dass aller Wirtschaftlichkeitsgebote zum Trotz ganz selbstverständlich in gute Arbeitsbedingungen für die Heilberufe investiert wird, denn nur wenn diese das Gefühl haben, tatsächlich Sachlichkeit mit Zwischenmenschlichkeit zu verbinden, werden sie weiter motiviert sein, sich ganz für ihre Patienten einzusetzen. Damit Ärzte und Pflegende ihre Patienten wertschätzen und sich für sie menschlich engagieren können, müssen sie auch vom System eine Wertschätzung erfahren. Es gilt ihnen zu vermitteln, wie ungeheuer wertvoll ihre Tätigkeit am Patienten ist. Das System muss so strukturiert sein, dass die Ärzte und die Pflegenden Anerkennung finden, wenn sie sich für ihre Patienten einsetzen.

Daher sollte man alles dafür tun, dass diese vier Grundlagen der Heilberufe nicht im Zuge einer auf Funktionalität ausgerichteten modernen Medizin als verzichtbar herabgewürdigt werden. Allen Beteiligten muss wieder bewusst werden, dass ohne die Ermöglichung von Zuwendung und Zwischenmenschlichkeit auch die bestfunktionierende Medizin nicht wirklich eine humane Medizin sein kann. Die Bedrohung durch die Ökonomisierung der Medizin sollte als eine Chance begriffen werden, sich neu auf diese Kernfesten der Heilberufe zu besinnen. Nur so kann erreicht werden, dass Ärzte und Pflegende im Interesse ihrer ihnen anvertrauten Patienten mit Rückgrat und Entschiedenheit für eine Medizin eintreten, die Medizin bleibt und nicht zur Gesundheitswirtschaft degeneriert.

# Literatur

Bär, Stefan: Das Krankenhaus zwischen ökonomischer und medizinischer Vernunft. Darmstadt: VS-Verlag für Sozialwissenschaften 2011

Böhme, Gernot: Leibsein als Aufgabe. Leibphilosophie in pragmatischer Hinsicht. Dietzenbach: Die Graue Edition 2003

Braun, Bernhard / Buhr, Petra / Klinke, Sebastian / Müller, Rolf / Rosenbrock, Rolf: Pauschalpatienten, Kurzlieger und Draufzahler – Auswirkungen der DRGs auf Versorgungsqualität und Arbeitsbedingungen im Krankenhaus. Bern: Huber Verlag 2009

Büssing, André / Glaser, Jürgen: Dienstleistungsqualität und Qualität des Arbeitslebens. Einleitung und Überblick. In: André Büssing und Jürgen Glaser (Hg.): Dienstleistungsqualität und Qualität des Arbeitslebens im Krankenhaus. Göttingen: Hogrefe 2003, S. 15-36

Canguilhem, Georges: Schriften zur Medizin. Zürich: Diaphanes 2013

Deppe, Ulrich: Zur Kommerzialisierung des Menschenrechts. In: Stephan Kolb und Horst Seithe (Hg.): Medizin und Gewissen. Frankfurt am Main: Mabuse-Verlag 2002, S. 210-221

Foucault, Michel: Die Geburt der Biopolitik. Frankfurt am Main: Suhrkamp 2006

Friesacher, Heiner: Theorie und Praxis pflegerischen Handelns. Göttingen: V&R unipress 2007

Hénaff, Marcel: Der Preis der Wahrheit. Gabe, Geld und Philosophie. Frankfurt am Main: Suhrkamp 2009

Jaspers, Karl: Philosophie. Band II. Existenzerhellung. Berlin: Springer 1998 (1932)

Kästner, Erich: Zeitgenossen, haufenweise. München: Carl Hanser Verlag 1998 (1929)

Klinke, Sebastian: Ordnungspolitischer Wandel im stationären Sektor. 30 Jahre Gesundheitsreform, DRG-Fallpauschalensystem und ärztliches Handeln im Krankenhaus. Berlin: Pro Business 2008

Kühn, Hagen: Ethik ist kein Beiwerk, sondern die Sache selbst. Folgen der Ökonomisierung des Gesundheitswesens. Soziale Medizin 28 / 6 (2001), S. 18-22

Kühn, Hagen: Soziale Verantwortung und Ökonomisierung im Krankenhaus. In: Stephan Kolb, Ingo Bonde, Moritz Gerhardt und Tina Kaiser (Hg.): Medizin und Gewissen – Im Streit zwischen Markt und Solidarität. Frankfurt am Main: Mabuse-Verlag 2008, S. 285-328

Lown, Bernard: Die verlorene Kunst des Heilens. Anleitung zum Umdenken. Frankfurt am Main: Suhrkamp 2004

Luhmann, Niklas: Formen des Helfens im Wandel gesellschaftlicher Bedingungen. In: Hans-Uwe Otto und Siegfried Schneider (Hg.): Gesellschaftliche Perspektiven der Sozialarbeit, 1. Halbband. Neuwied / Berlin: Luchterhand 1973, S. 21-43

Maio, Giovanni: Mittelpunkt Mensch. Ethik in der Medizin. Ein Lehrbuch. Stuttgart: Schattauer 2012

Maio, Giovanni: Medizin ohne Maß? Vom Diktat des Machbaren zu einer Ethik der Besonnenheit. Stuttgart: Trias 2014

Manzeschke, Arne: Private Equity im Krankenhaussektor. In: Alexander Michael Dietz, Ralph Charbonnier und Arne Manzeschke (Hg.): Aktiengesellschaft Krankenhaus. Bestimmen ökonomische Ziele medizinisches Handeln? Bayreuth: Verlag P.C.O. 2007

Schäper, Sabine: Ökonomisierung in der Behindertenhilfe. Praktisch-theologische Rekonstruktionen und Erkundungen zu den Ambivalenzen eines diakonischen Praxisfeldes. Münster: Lit 2006

Schimank, Uwe / Volkmann, Ute: Ökonomisierung der Gesellschaft. In: Andreas Maurer (Hg.): Handbuch der Wirtschaftssoziologie. Heidelberg: Springer 2008, S. 382-393

Schmidt, Bettina: Eigenverantwortung haben immer die Anderen. Der Verantwortungsdiskurs im Gesundheitswesen. Bern: Hans Huber Verlag 2008

Simon, Michael: Die Ökonomisierung des Krankenhauses. Der wachsende Einfluss ökonomischer Ziele auf patientenbezogene Entscheidungen. Wissenschaftszentrum Berlin für Sozialforschung 2001

Slotala, Lukas: Ökonomisierung der ambulanten Pflege. Wiesbaden: VS Verlag für Sozialwissenschaften 2011

Smith, Adam: Der Wohlstand der Nationen. München: dtv 1978 (1776)

Speck, Otto: Die Ökonomisierung sozialer Arbeit. Zur Qualitätsdiskussion in Behindertenhilfe und Sozialer Arbeit. München: Reinhardt 1999

Ulrich, Hans G.: Ethische Konturen der Hoffnung und ihre Bedeutung für die Betreuung und Heilung von Kranken. In: Andreas Frewer, Florian Bruns und Wolfgang Rascher (Hg.): Hoffnung und Verantwortung. Herausforderungen für die Medizin. Würzburg: Königshausen & Neumann 2010, S. 209-220

Vogd, Werner: Ärztliche Entscheidungsprozesse des Krankenhauses im Spannungsfeld von System- und Zweckrationalität. Berlin: VWF – Verlag für Wissenschaft und Forschung 2004

Vogd, Werner: Bedeutungsverlust durch die Evolution moderner Organisationen? In: Heinrich Bollinger, Anke Gerlach und Michaela Pfadenhauer (Hg.): Gesundheitsberufe im Wandel. Soziologische Beobachtungen und Interpretationen. Frankfurt am Main: Mabuse-Verlag 2008, S. 189-205

Weber, Max: Marktgemeinschaft. In: ders.: Wirtschaft und Gesellschaft. Gemeinschaften. Tübingen: Mohr Siebeck 2009, S. 54-57

Weizsäcker, Victor von: Pathosophie. Göttingen: Vandenhoeck & Ruprecht 1956

Welie, Jos V. M.: The Dentist as Healer and Friend. In: David C. Thomasma und Judith Lee Kissell (Hg.): The Health Care Professional as Friend and Healer. Building on the Work of Edmund D. Pellegrino. Washington: Georgetown University Press 2000, S. 35-48

Wild, Verina: Arbeiten unter DRG-Bedingungen. Erfahrungen aus deutschen Krankenhäusern. In: Verina Wild, Eliane Pfister und Nikola Biller-Andorno (Hg.): DRG und Ethik. Ethische Auswirkungen von ökonomischen Steuerungselementen im Gesundheitswesen. Basel: EMH Schweizerischer Ärzteverlag 2011, S. 31-39

Wittgenstein, Ludwig: Tractatus logico-philosophicus. Frankfurt am Main: Suhrkamp 1999 (1919)

Zimmermann-Acklin, Markus: Gesundheit, Gerechtigkeit, Glück. Ethische Bemerkungen zum Umgang mit den Errungenschaften der modernen Medizin. Bioethica Forum 51 (2006), S. 2-9

**Dietrich Niethammer.** Wenn ein Kind schwer krank ist. Über den Umgang mit der Wahrheit. medizinHuman Band 11. st 4164. 268 Seiten

**Klaus Ratheiser.** Dauerfeuer. Das verborgene Drama im Krankenhausalltag. medizinHuman Band 4. st 3821. 244 Seiten

**Hartmut Reiners.** Krank und pleite? Das deutsche Gesundheitssystem. medizinHuman Band 12. st 4247. 223 Seiten

**Manfred Spitzer, Wulf Bertram (Hg).** Braintertainment. Expeditionen in die Welt von Geist und Gehirn. medizinHuman Band 6. st 4018. 304 Seiten

**Manfred Spitzer.** Nervenkitzel. Neue Geschichten vom Gehirn. Mit zahlreichen Abbildungen. medizinHuman Band 3. st 3820. 288 Seiten

**Caroline Walter/Alexander Kobylinski.** Patient im Visier. Die neue Strategie der Pharmakonzerne. medizinHuman Band 13. st 4305. 268 Seiten

**Viktor von Weizsäcker.** Warum wird man krank? Ein Lesebuch. Herausgegeben von Wilhelm Rimpau. Mit einem Vorwort von Klaus Dörner und Wilhelm Rimpau. medizinHuman Band 5. st 3936. 341 Seiten